日本人が知っていそうで知らない歯の話

歯周病が寿命を縮める

鶴見大学歯学部探索歯学講座教授
花田信弘

JN155657

法研

はじめに

自分の歯を失うことで、見た目の印象は大きく変わります。口の中に居並んでいた歯の多くがなくなると、口元にはしわが寄り、発語もはっきりしなくなります。一気に「お年寄り」の雰囲気が漂いはじめることでしょう。往年の名優は、老け役を演じるためにあえて歯を抜くようなこともあったといいます。ことほどさように、歯を失うことと高齢化は切っても切り離せないイメージがあります。

しかし、「老化現象だから、歯が減っていくのはしかたがない」というものでもありません。何歳になっても、自分の歯がそろっている人もいます。そうした人は、総じて元気で若々しい印象を与えます。これは、見た目の印象というだけではなさそうです。なんでも噛める、食べられる丈夫な歯がそろっていれば、十分な栄養をとり続けることができます。それが「若々しさ」を支える一因になっているのだと考えられます。さらに近年、「歯の状態」と「からだの健康状態」には、深い関係があることもわかってきています。歯をよい状態に保つことは、からだの若さを保つことにもつながっているのです。

日本にかぎらずどこの国でも、年齢が高くなるにつれ、残っている自分の歯の本数は減っていく傾向がみられます。虫歯がひどくなるたびに歯を抜くような乱暴な治療を続けた結果という場合もありますが、いま、日本で歯を失う最大の原因として問題になっているのは歯周病、つまり歯を支える土台部分が細菌におかされ、破壊されていく病気です。ただ、虫歯であれ歯周病であれ、きちんと口内をケアしていれば、防ぐことはできます。つまり、歯を失う二大原因が克服できれば、寿命が尽きるまで大半の歯を残すのは、十分に可能なことといえます。

むしろ、ここで見過ごしてはならないのは、「細菌におかされる」という点です。歯周病を引き起こす病原菌は、口の中で悪さをするだけではありません。歯の根元を走る血管内に忍び込み、全身のあちこちに広がっていきます。口の中で破壊的な現象が起きるよりもずっと早く、ごく軽い歯周病の段階から、病原菌は血液の流れにのって全身に広がっていくのです。この状態を「歯原性菌血症《しげんせいきんけっしょう》」といいます。歯周病の真の怖さは、この歯原性菌血症にあるといっても過言ではありません。

歯が抜け落ちるというわかりやすい現象と違い、歯原性菌血症の怖さは伝わりにくい面があります。歯周病が動脈硬化、がん、糖尿病など多くの病気に関連しているという話は、ここ数年、テレビ番組などでも時折取り上げられるようになってきていますが、たいていの人は、「そういうものかなあ」という程度に軽く受け流してしまっているのではないでしょうか。

「歯に起きるトラブル」と「全身の病気」は、治療のためにかかる医療機関が切り離されていることもあり、別個の現象としてとらえられがちです。口の中の状態を改善し、歯周病を予防・治療することで歯原性菌血症を防ぐことができ、ひいては多くの病気の予防・治療にも役立つということが、広く知られているとはいいがたい状況が続いています。

生活習慣病などをかかえる人は、よりハードルの高い食事療法、運動療法に取り組もうと一生懸命です。もちろん、その取り組みが功を奏す人もいるでしょう。けれども、なかなか続かず挫折してしまう人も多いのが現状ではないでしょうか。「そんな現状に一石を投じたい」という思いが、長年、歯科医学に取り組んできた私には強くあります。

「とりあえず歯が残っていればよいだろう」などという考えでは、口の中から忍び寄る歯原性菌血症は克服できません。全身の健康を守るという観点から、歯のケア、口内のケアを考えていく必要があります。

正しく、効果的なケアで、歯を健康な状態に保つことが、見た目の若さはもちろん、からだの内部の若々しさを保つことにつながっていくのです。まずは、本書を手にしたあなたが、歯の健康を保つための「新しい習慣」を手に入れることを願いながら、本書を書き進めていきたいと思います。

もくじ

第2章 変わりゆく「歯のトラブル」

第3章

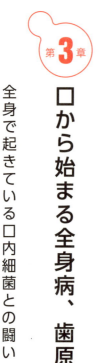

第4章 1回5分の「3DS」が健康寿命を延ばす

第5章

歯を守り、からだを守る暮らし方のポイント

第1章

口の中は細菌でいっぱい

改めて注目したい「口」の重要性

開き続ける平均寿命と健康寿命の差

日本は長らく、世界でもトップクラスの長寿国であり続けています。男女ともに平均寿命は80歳を超えており、65歳以上の人が人口の3割近くを占めるという、世界有数の高齢社会でもあります。

多くの人が長く生きられる社会が続いているのは喜ばしいことではありますが、亡くなるその日まで元気に過ごせる人は一握りという現実にも目を向ける必要があるでしょう。

厚生労働省の調査によれば、日常生活に制限なく過ごせる「健康寿命」は、平均寿命にくらべて男性で約9歳、女性では約12歳も短くなっています。晩年の10年前後を不健康な状態で過ごし、手厚い医療・介護を受けながら生をつなぐことになるのが、日本の平均的な高齢者像といえるかもしれません。

高齢者自身だけでなく、まわりの家族にとっても試練の10年間となる場合が少なくないでしょう。健康寿命を延ばし、平均寿命との差を縮めていくことは、長寿国日本に課せられた喫緊の課題のひとつといえます。

健康寿命と平均寿命の推移

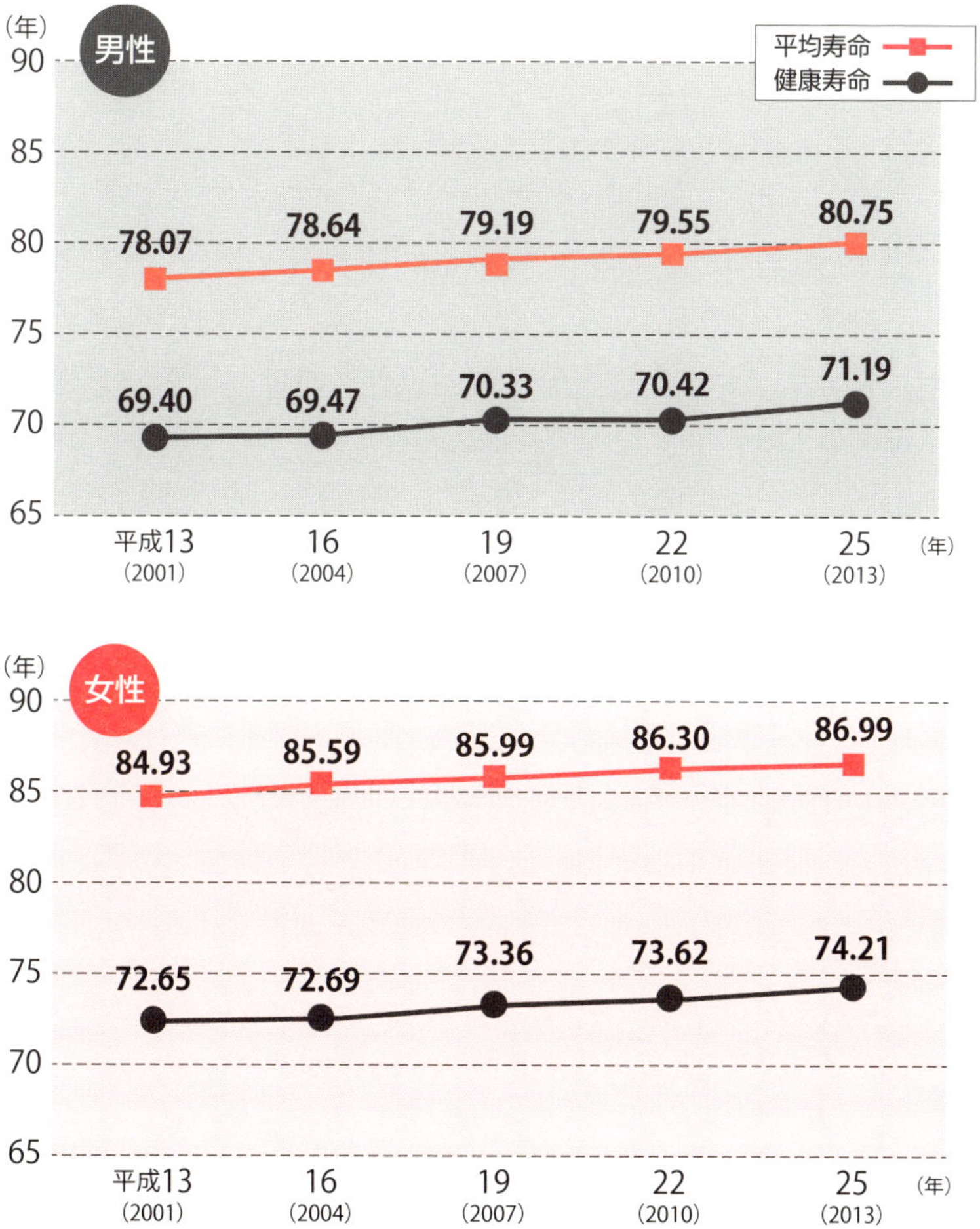

出典：平均寿命　平成13・16・19年は、厚生労働省「簡易生命表」、平成22・25年は「完全生命表」
健康寿命　平成13・16・19・22年は、厚生労働科学研究費補助金「健康寿命における将来予測と生活習慣病対策の費用対効果に関する研究」、平成25年は厚生労働省が「国民生活基礎調査」を基に算出

ところが21世紀に入ってからというもの、健康寿命と平均寿命の差は少しずつ開いているのが実情です。不健康な状態でも「死なせない技術」は発展していく一方で、健康な状態を維持するための取り組みは十分とはいえないことの表れといえるでしょう。

健康寿命を限りなく平均寿命に近づけるためにどうすればよいのか——そのための有効な策のひとつとなるのが「歯のケア」です。近年、健康寿命を左右する大きなポイントとして、からだの入口でもある「口」、とりわけ歯の状態が注目されるようになってきています。つまり、歯を健康な状態に保つためにしっかりケアをしていくことで、健康寿命は延ばせると考えられるようになってきているのです。

歯が大切なものであることを否定する人はいないでしょう。しかし、そこまで重要なものであるとは思っていなかったという人も多いのではないでしょうか？

歯の状態は全身状態を左右する

日本にかぎらず、たいていの国で、医療は「医科」と「歯科」に分かれています。つまり、「歯以外のからだの病気の治療」は、医学部で教育を受けて医師免許をとった医師の担当、「歯の病気の治療」は、歯学部で教育を受けて歯科医師免許を取得した歯科医師の担当というように区別されているわけです。

もちろん、口の中には歯以外のもの――たとえば舌など――もありますので、医科と歯科がオーバーラップする部分もあります。しかし、たいていの場合、医師に診てもらうか、歯科医師に診てもらうか、患者さんが迷うことは少ないでしょう。からだの調子が悪ければ内科などのお医者さんにかかり、口の中、主に歯になんらかの問題が生じたときは歯医者さんに診てもらうといったように、医療機関を使い分けています。患者さんの側からみれば、歯を中心にした口の中の問題と、からだ全体の問題は、はっきりと区別されていることのように思うのも不思議ではありません。

ただ、口がからだの一部であることは考えるまでもなく明らかなことです。

私たち人間は、生きていくために必要な栄養分を自分で作り出すことができません。食べたり、飲んだりという行為をくり返すことで命をつないでいます。

口は飲食物を消化・吸収するための入口であり、消化管の一部です。口に入ったものを上下の歯ですりつぶし、唾液と混ぜ合わせてやわらかくしたものを飲み込む――この一連の動作を「摂食嚥下《せっしょくえんげ》」といい、口の中で食べものを噛み砕くことは「咀嚼《そしゃく》」といいます。咀嚼は消化活動の一部であり、口が果たす大きな役割のひとつです。十分に咀嚼するためには、しっかりした歯がそろっていることが重要です。

飲食物は必ず口を介して体内に入ります。どんなに栄養バランスを考えてつくられた献立でも、歯が失われればそのまま食べることはできません。咀嚼する能力がなければ、すりつぶすなどしてドロドロにした食べものを、飲み込むだけの食事になります。

工夫を重ねて見た目や風味を整えても、飲み込むだけのドロドロ食で通常の食事と同じような「おいしさ」を味わえるかといえば、なかなかむずかしいのが現状です。食べる意欲が削がれ、食が細くなりがちです。おまけに、やわらかく仕上げるためによく加熱することが多くなるので、熱に弱いビタミンや酵素が調理の過程で壊れてしまい、栄養素のかたよりも生じやすくなります。

栄養不足、栄養バランスのかたよりが続けば、からだを健康な状態に維持することは困難です。歯を失い、噛む力が低下していくことで、健康寿命は途切れてしまうおそれがあるわけです。

コミュニケーションの器官でもある

口は食べるための器官であるだけでなく、言葉を発するための器官でもあります。咀嚼・嚥下のために働く器官と、声を出すときに働く器官はかなりの程度重なっており、ここでも「歯」が重要な役割を果たしています。

日頃、話をするときに舌の動きをいちいち意識することはないでしょう。しかし、たと

歯を失うことの影響

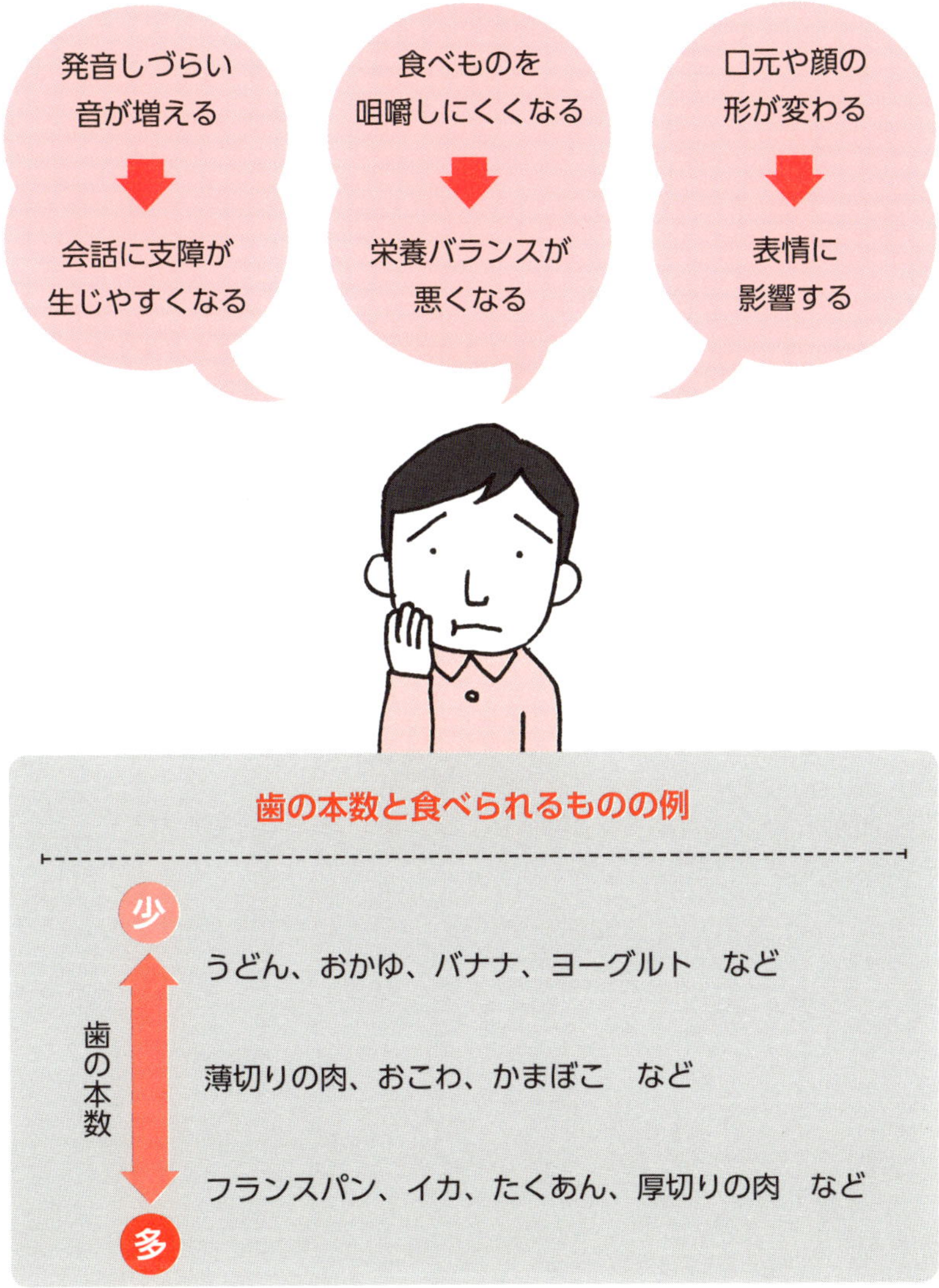
発音しづらい音が増える
会話に支障が生じやすくなる
食べものを咀嚼しにくくなる
栄養バランスが悪くなる
口元や顔の形が変わる
表情に影響する

歯の本数と食べられるものの例

歯の本数 少

うどん、おかゆ、バナナ、ヨーグルト　など

薄切りの肉、おこわ、かまぼこ　など

フランスパン、イカ、たくあん、厚切りの肉　など

歯の本数 多

えば前歯を失うと、サ行やタ行が発音しづらくなります。「さ・し・す・せ・そ」「た・ち・つ・て・と」は、前歯に舌を当てて発音しているからです。また、奥歯を失えばハ行（は・ひ・ふ・へ・ほ）やラ行（ら・り・る・れ・ろ）が発音しにくくなります。

抜けた歯をそのままにしておくと、両側の歯が少しずつ動き、噛み合わせが悪くなっていくこともあります。そうなると、顔の形にゆがみが生じ、表情にも影響してしまいます。

歯を失うことで、ほかの人と同じ食事をとれなくなり、モゴモゴとしか話せない、容貌の変化も気になる――となると、さらにコミュニケーションの機会は減少していくおそれがあります。からだの健康を損なうだけでなく、心の健康状態にも悪影響を及ぼすおそれがあるといえるでしょう。

「よい入れ歯」があればいい？

歯が失われた場合には、多くの場合、入れ歯や差し歯、インプラントなど「自分の歯のかわりをしてくれるもの」で歯の働きを代用することになります。

こうした治療については、それだけで1冊の本になるほどですので本書では深入りしませんが、歯が4本、具体的には上に2本、下に2本の歯が残っていれば完璧な入れ歯ができるといわれるほど、日本の入れ歯技術は発達しています。

日本人の手先の器用さは古い時代から有名だったようです。アメリカのボルチモアにあるメリーランド大学歯学部は、世界最古の歯科学校として1840年に創立されたボルチモア歯科医学校がその前身で、開校当時の建物は、現在、歯科の博物館になっています。その博物館にはジョージ・ワシントン（1732―1799年）が使った入れ歯などが展示されており、説明のパネルには「当時、歯ぐきに吸い着く入れ歯をつくれるのは日本だけだった」といったことが書かれています。

実際、日本では鎌倉時代から木製の入れ歯が普及していたといわれており、のちには歯の部分に石や動物の歯などを埋め込んだもののなども登場しています。素材こそ違いますが、現代の入れ歯とほぼ同じようなものが数百年前から使われてきたのです。

一方、欧米の入れ歯といえば、ばねを使ったものが主流でした。ワシントンの入れ歯も、上の歯を埋め込んだ土台と、下の歯の土台をばねでつないであります。ばね式の入れ歯は、ぐっと噛みしめていないとポカーンと開き、口から入れ歯が飛び出してしまうこともあったそうです。

その点、日本人は木彫りで仏像をつくっていた伝統があったためか、高い技術力があったのでしょう。江戸時代には「入れ歯師」という専門職の人もいて、一人ひとりの歯の状態に合わせた入れ歯づくり、調整などをおこなっていたようです。

かように歯の代用品については非常にすぐれた技術が発達してきたわけですが、どんなにすぐれたものでも、自分自身のしっかりした歯にまさる働きはしてくれません。自分の歯で噛む力を１００とした場合、総入れ歯にすれば噛む力は30ほどにしかならないという報告もあるほどです。

歯がたくさん残っているだけでは不十分

このように考えていくと、口が口としての機能を十分に発揮するためには、自分の歯がきちんとそろっていることがいかに重要であるかが自ずとあきらかになってくるでしょう。

人の歯の数は、乳歯で20本、永久歯は親知らずを除くと28本、親知らずがすべて生えそろえば32本というのが基本です。永久歯はその名のとおり、生涯にわたって永久に使い続ける歯であり、一度抜けてしまえば生え変わることはありません。

上下の歯の配列は、正面中央から左右に２本ずつの「切歯《せっし》」、その隣に先端がとがった「犬歯《けんし》」、さらに続いて食べものをすりつぶすための「臼歯《きゅうし》」が並びます。臼歯の手前２本は小さめの小臼歯、奥側はさらに広い面をもつ３本が大臼歯となります。大臼歯のいちばん奥側、第３大臼歯がいわゆる親知らずです。

歯の種類と数

切歯	犬歯	臼歯
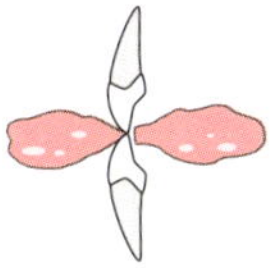	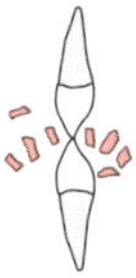	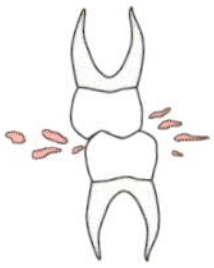
食べ物を噛み切る	食べ物を切り裂く	食べ物をすりつぶす

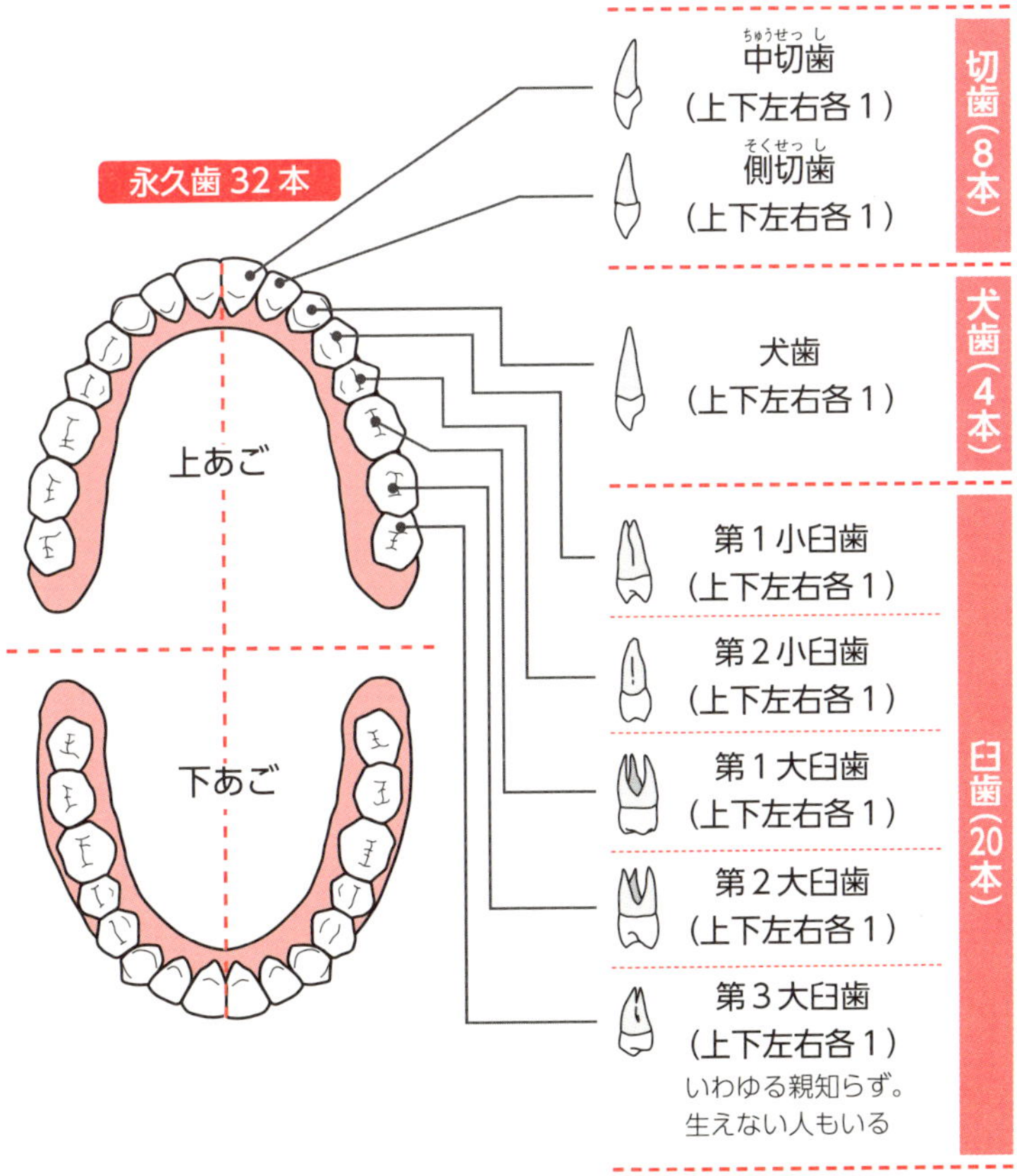

ちなみに親知らずは20歳前後に生えてくることが多いのですが、うまく生えずに抜歯しなければならなくなる人も少なくありません。ですので、一般的には上あごに14本、下あごに14本の永久歯を、できるだけよい状態を維持しながらずっと使い続けていく必要があります。

では、寿命が尽きるまでの間に実際にはどれほどの歯を維持できるものなのでしょう？「80歳で20本の歯を残そう」という目標をかかげ、厚生省（当時）や日本歯科医師会が「８０２０（はちまるにいまる）運動」を開始したのは、平成元年のことでした。国を挙げての取り組みの成果もあり、高齢者の歯の数は年々増加傾向にあります。２０１１年の調査では、80歳で平均して14本の歯が残存していることがわかっています。また、およそ３人に１人は「80歳で20本（以上）」の歯を維持できています。

「歯を残す」という目標は着実に達成しつつあるわけですが、先述のとおり健康寿命は思うように延びていません。となると、ただ「歯を残すだけ」では十分ではないということなのでしょうか？

結論からいえばそのとおりなのです。ちょっと話が入り組んできますので、それについてはおいおい詳しく解説していくことにしましょう。

残存している歯の数（年齢階級別）の年次推移

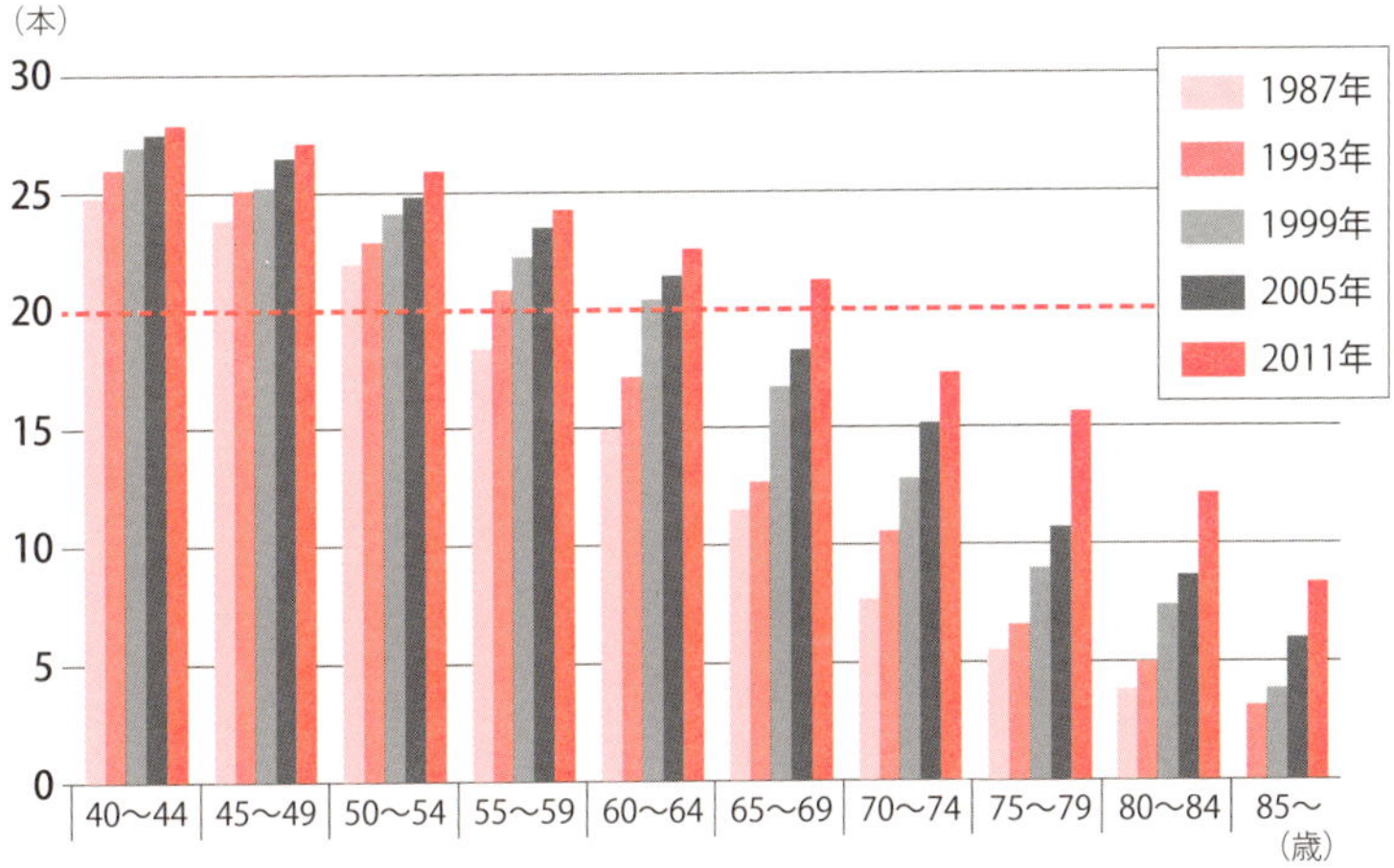

20本以上の歯を有する者の割合の年次推移

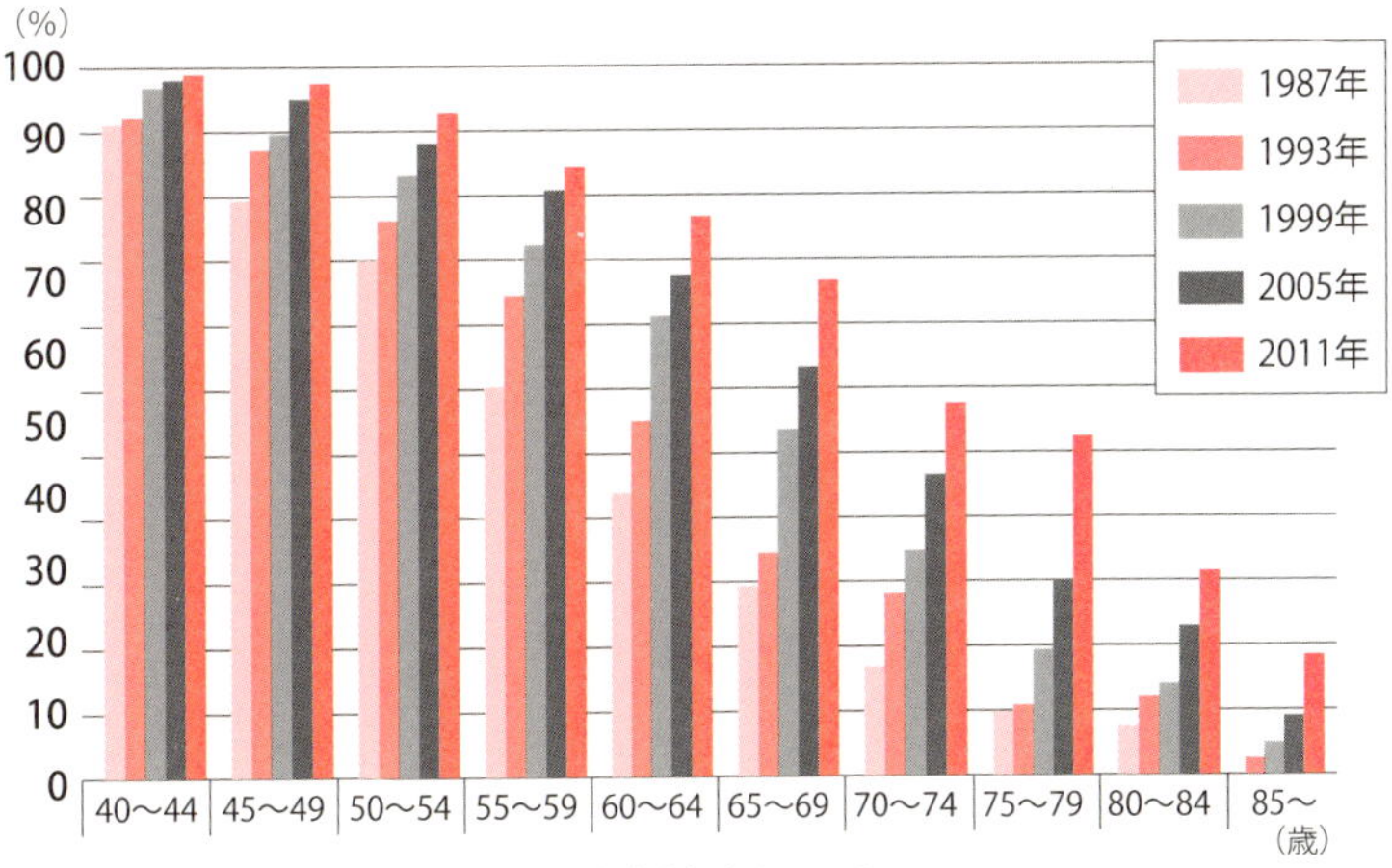

※1987年は、80歳以上でひとつの年齢階級としている

出典：平成23年歯科疾患実態調査（厚生労働省）

口の中に広がる見えない世界

歯・歯肉・舌……そして細菌がいっぱい！

改めて口の中をのぞいてみると、大人なら上下あわせて最大32本の歯、歯の土台となっている歯ぐき、上あご・下あご、頬の内側の粘膜や、舌、のどにつながる扁桃《へんとう》などがあることがわかります。口全体を湿らす唾液も光っていることでしょう。

じつはこのほか「肉眼では見えないもの」も口内にはたくさんあります。歯の表面や、歯と歯ぐきの境目などを中心に存在する、膨大な数の「細菌」です。口内から見つかる細菌の種類は約700種。合計およそ100億個もの細菌がひしめきあっているのです。

一つひとつの細菌を見分けることはできなくても、「細菌のかたまり」はすぐに見つけることができます。歯みがき前につまようじなどで歯の表面をこすると、白っぽい粘り気のあるものがついてくるでしょう。これは、デンタルプラーク、あるいは歯垢《しこう》といわれるものです。食べカスがたまったものと思っている人もいるかもしれませんが、そうではありません。白いネバネバのほとんどは細菌や細菌がつくりだした成分です。のちほどゆっくりその正体をさぐるとして、まずは口内細菌の全体像について説明していくことにしましょう。

細菌＝悪いモノとは限らない

口内に細菌がウヨウヨいるといわれ、気分が悪くなってきた人もいるかもしれませんが、まあ、落ち着いてください。細菌は地球上の至るところにいるもので、人体も彼らの居場所のひとつです。人のからだを構成する細胞は近年の調査によると約37兆個だそうですが、人体を棲家にしている細菌の数はその数倍。約１００兆個にのぼるといわれており、その大半は腸管に生息しています。

なぜ、それほど多くの細菌が人のからだに棲みついているのかといえば、細菌にとってばかりでなく人にとっても、「そのほうが都合のよいことが多いから」にほかなりません。

たとえば腸内には、合計すれば重さ1kgを超えるといわれるほど、たくさんの細菌が棲みついています。大腸粘膜の表面を電子顕微鏡で見れば、形も色もさまざまな腸内細菌が確認できます。その様子はまるで咲き乱れる花のようにも見えることから、「腸内フローラ」ともいわれています。フローラは花畑のことです。日本語では「叢（くさむら）」というむずかしい漢字を使って「腸内細菌叢《ちょうないさいきんそう》」といいますが、花畑でもくさむらでも、どちらにせよびっしり隙間なくひしめきあうイメージが浮かび上がってくるでしょう。

● 口内と腸内には多くの細菌がいる ●

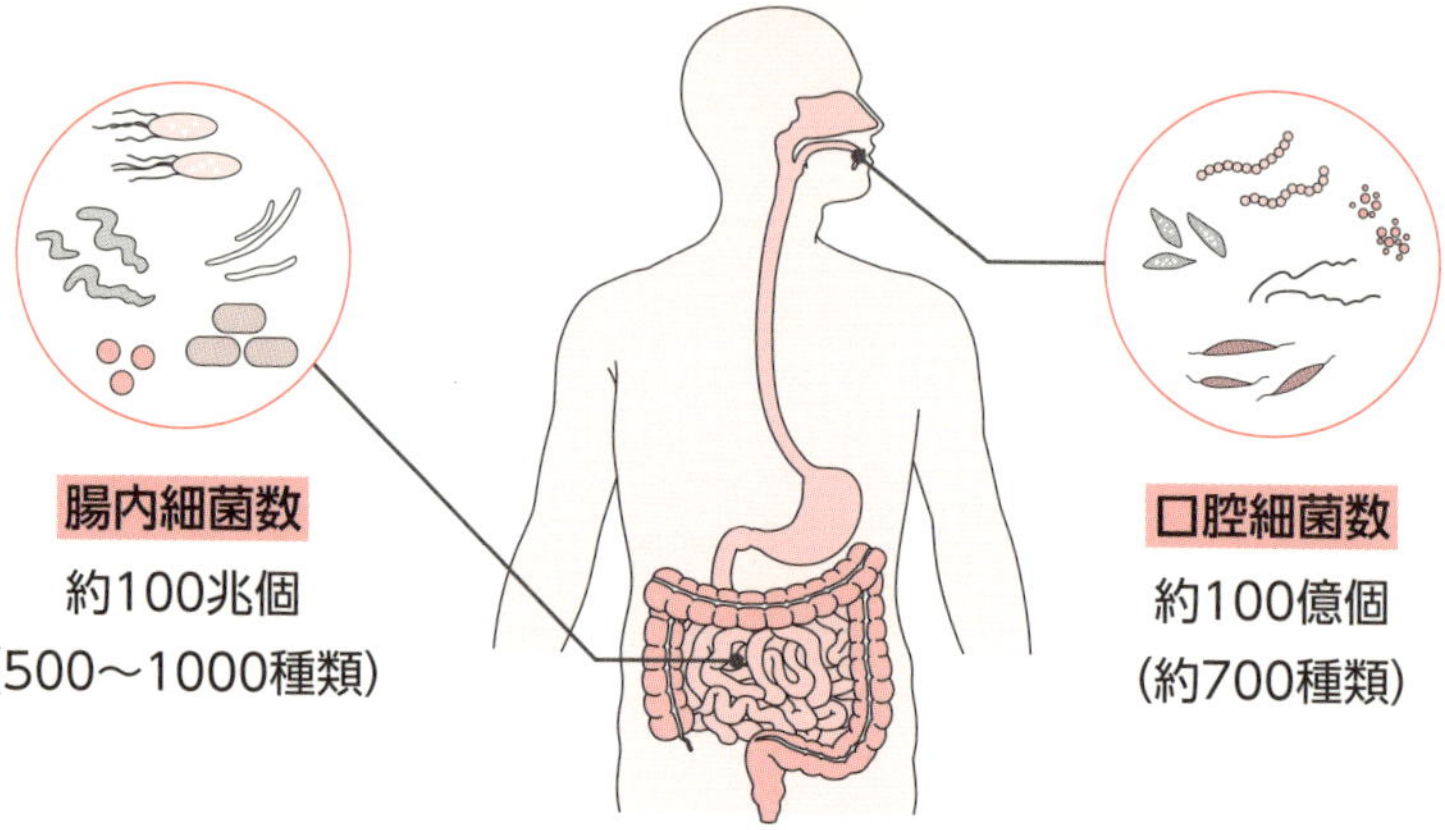

これらさまざまな種類の腸内細菌のなかには、消化を助ける酵素をつくりだすなど、人体にとって有用な働きをしているものもあります。人間にとってありがたい働きをする細菌は、俗に善玉菌と呼ばれています。このほか、増えすぎると腸の不調を引き起こす悪玉菌や、積極的に悪さはしないものの、悪玉菌の活動が活発になるとそれに加勢する日和見菌《ひよりみきん》などがあります。

ただ、少なくとも腸内細菌として体内に常駐している細菌は、人のからだが棲みつくことを許している以上、そうそう悪さをするものではありません。それぞれの細菌が勢力争いをくり広げながら適正なバランスを保つことで、全体として、からだの外からやってくる有害なウイルスや病原菌が入り込む余地をつくらないようにしてくれています。

むろん、こうした防御が完全とはいえません。なんらかの原因で悪玉菌が活性化し、日和見菌がそれに加勢したり、常在菌とは異なる凶悪なウイルスや病原菌が入り込み、暴れまわったりすることもあります。そうなると、下痢や腹痛など、人間にとってはありがたくない不快な症状が引き起こされることになるわけです。

一人ひとり違う「口内フローラ」

さて、本題である口内の状況はどうなっているのでしょうか。数的には腸内細菌の1万分の1にすぎませんが、口の中にはやはり多種多様な細菌が棲みついています。

口内に棲みつく細菌は「口腔内常在菌」と総称されます。口腔内常在菌の集合体を歯科の専門用語では「口腔細菌叢」といいますが、ここはわかりやすく「口内フローラ」と言い換えます。細菌の存在が私たちのからだにとって有用な面をもつことは、これまた腸と同じです。適正なバランスの口内フローラが保たれることで、病原菌は侵入・定着しにくくなります。

口内フローラを構成する常在菌には、腸内フローラ同様に、善玉菌もいれば悪玉菌、日和見菌もいます。世の中に花畑はいくつもあれども、そこに生えている植物の種類や数がすべて同じということは、まずありえません。口内フローラを構成する細菌の種類や割合も人それぞれで、年齢や、口内のケアがどれだけ行き届いているかによっても違ってきます。

善玉菌ばかりであるのが理想的ですが、なかなかそうはいかないのが現実です。多くの人は、虫歯や歯周病を引き起こすもとになる悪玉菌をかかえています。ただ、一般的には、7割以上を善玉菌や日和見菌で占めていれば、口内は健康的な状態と考えてよいでしょう。悪玉菌がいても、増えすぎなければ大きな問題はありません。ところが、この「悪玉菌を増やさないこと」がなかなかうまくいかないのです。知らず知らずのうちに多くの人の口の中で悪玉菌が増殖を続け、困った事態を引き起こすもとになっているのです。

悪玉菌がトラブルを引き起こす

一部の悪玉菌が虫歯・歯周病のもとになる

歯に生じるトラブルの代表といえるのが、虫歯と歯周病です。虫歯も歯周病も、その発生・進行には口内の細菌がかかわっています。細菌やウイルスなどが原因で起きる病気を感染症といいますので、虫歯や歯周病は感染症の一種です。

ちなみに細菌とウイルスは、大きさや構造などがだいぶ違います。細菌は細胞膜《さいぼうまく》や細胞壁《さいきんへき》をもった単細胞の微生物で、自分で増殖していくことができます。ウイルスは細菌よりずっと小さく、細胞膜や細胞壁がありません。感染した生物の細胞を利用して増殖をはかっていきます。

虫歯の原因菌、いわゆる虫歯菌の代表は「ミュータンス菌」、正式にはストレプトコッカス・ミュータンスと呼ばれる細菌です。連鎖球菌《れんさきゅうきん》の一種で、その名のとおり球状の細菌が鎖のように連なった形状をしています。このほか、ストレプトコッカス・ソブリヌスという細菌なども、虫歯の発生にかかわっています。

歯周病に関連する細菌、いわゆる歯周病菌はいくつもありますが、なかでも危険度が高い菌種とされるのが次の3つです。

- ポルフィロモナス・ジンジバリス（P.g菌）
- トレポネーマ・デンティコーラ（T.d菌）
- タンネレラ・フォーサイシア（T.f菌）

立派な、そして怖そうな名前がついていますね。このほかにも、歯周病菌の仲間には、アグリゲイティバクター・アクチノミセテムコミタンス、プレボテラ・インターメディアなど、舌を噛みそうなむずかしい名前の細菌がたくさんいます。

歯周病菌は種類が多いことから、歯科の世界では、危険度によっていくつかのグループに分けてとらえています。もっとも危険度が高い、先ほどの3つの細菌（ポルフィロモナス・ジンジバリス、トレポネーマ・デンティコーラ、タンネレラ・フォーサイシア）は、まとめて「レッドコンプレックス」といわれます。次いでオレンジ、ブルー、グリーン、イエローコンプレックスと続きます。まるで戦隊ヒーローたちのようですが（実際、歯周病菌の分類をおこなった研究者が、お孫さんに影響されてグループの呼び名を決めたという説もあるのですが）、残念ながら正義の味方とはいえません。これらの細菌は弱い毒をかかえもち、じわじわと歯周病を進行させていくのですから。

トラブルは口内にとどまらず全身に

虫歯や歯周病は、痛みや歯肉の腫れ、出血などの不快症状をまねき、適切に手当てしなければ歯を失う原因にもなっていくことは、みなさんご存じのとおりです。「80歳になっても20本は歯が残った状態を保つ」ためには、虫歯や歯周病の予防・治療は欠くべからざることです。

けれどもうひとつ、これらの病気を予防・治療しなければならない大きな理由があります。それは「歯原性菌血症を防ぐため」ということです。

見慣れない病名だという人もいるでしょう。「菌血症《きんけっしょう》」とは、細菌が血液中に入り込んだ状態のことをいいます。膨大な数の細菌が人体を棲家《すみか》にしているとはいえ、血液中に細菌がいる状態は決して普通のことではありません。腸内でも口内でも、細菌は組織の表面に棲みついているのであり、体内に入り込んでくるのは異常事態です。

ところが、虫歯や歯周病があると、こうした異常事態が簡単に起きてしまいます。虫歯菌におかされて歯に開いた孔《あな》や、歯周病菌におかされて炎症を起こした歯肉は、虫歯菌や歯周病菌が血管内に侵入する「入口」にもなってしまうからです。歯の病気がもとで生じる菌血症を「歯原性菌血症」といいます。口の中にかぎらず、血管が傷つけば細菌が入り込むことはありますが、血管の傷がふさがればその危険はなくなります。しかし、虫歯の孔や歯周病による炎症は、ずっと治らない傷口があるようなものです。しかも、そこにはたくさんの悪玉菌がいるのですから、歯原性菌血症が容易に起きてしまうのです。

大量の細菌が侵入し、重い全身症状を起こすような状態は、「敗血症《はいけっしょう》」と呼ばれます。敗血症は急激に進む致命的な病気です。そこまで細菌の量が多くなければ、急激に症状が起きるということはありません。しかし、血液の流れに乗ってからだのあちこちに行き着

歯の病気と全身の病気の関連

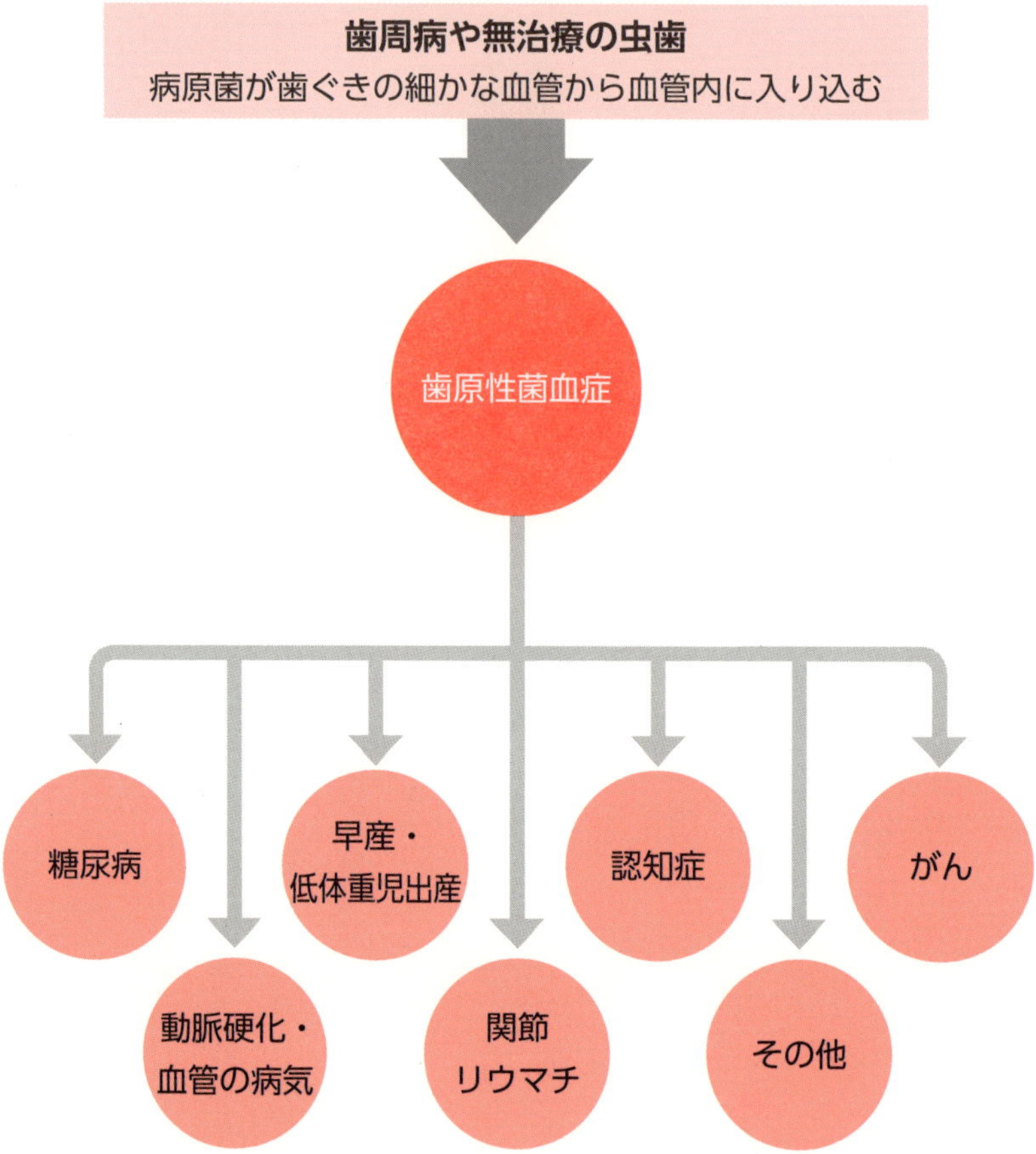

血管内に病原菌が入り込むことで、全身に影響が及ぶ

いた細菌は、さまざまな慢性的な病気を引き起こしてしまいます。

「人は血管とともに老いる」といわれますが、近年、歯原性菌血症は血管の老化を進める主要な要因であることがわかってきています。血管の内壁にコレステロールなどがお粥状《かゆじょう》のかたまりをつくってしまうアテローム性動脈硬化、アテローム性動脈硬化があることで生じやすくなる血栓（血のかたまり）、血栓が血液の流れをふさぐことで生じる血栓症などが、無関係にも思える口の中にいる細菌と深く関係している証拠が続々と示されています。つまり、歯原性菌血症は、寿命を縮める根本的な原因にもなりうるものなのです。

虫歯菌や歯周病菌がどのように血管内に入り込んで歯原性菌血症を起こすのか、どのような病気が歯原性菌血症と深く関連しているのかについては、第3章で詳しく取り上げていきます。まずは「歯原性菌血症は全身に悪影響を与える危険な状態である」ということをしっかり認識しておいてください。

歯の表面にできやすい細菌の温床

口内の、さらには全身のトラブルにもかかわる虫歯菌・歯周病菌を増やさないためには、彼らの居場所や増え方を知っておく必要があります。

先にも述べたとおり、いつの間にか歯の表面に付着している白いネバネバしたデンタルプラークの中には、たくさんの細菌が含まれています。

歯の表面は、唾液に含まれるたんぱく質などからできている薄い膜に覆われています。この膜をペリクルといいます。ペリクルは粘り気があり、歯の表面の保護に役立つ一方で、食べカスやら細菌やらを引き寄せてしまいます。歯の表面に引き寄せられた細菌が、食べカスをエサに増殖してかたまりとなったものがデンタルプラークです。プラーク1mg中に含まれる細菌の数はおよそ1億個ともいわれ、その中には善玉菌もいれば悪玉菌、日和見菌もいます。

デンタルプラークの形成自体は防げませんが、できたばかりであれば、歯みがきでこそぎ落とすことができます。毎日、しっかり歯みがきができていれば、とくに問題はありません。

ところが、十分なブラッシングができずデンタルプラークが残っていると、困ったことが起きてきます。プラークの上にさらに細菌が積み重なり、粘り気のある糖質の鎧《よろい》をつくりはじめるのです。この鎧を「バイオフィルム」といいます。いやなたとえですが、キッチンやお風呂場の排水溝などは、こまめに掃除していないとすぐにヌルヌルとした汚れがへばりついてしまいます。このヌルヌルしたものもバイオフィルムの一種です。口の中で、まさに同じようなことが生じてしまうわけです。

デンタルプラーク、バイオフィルムのできかた

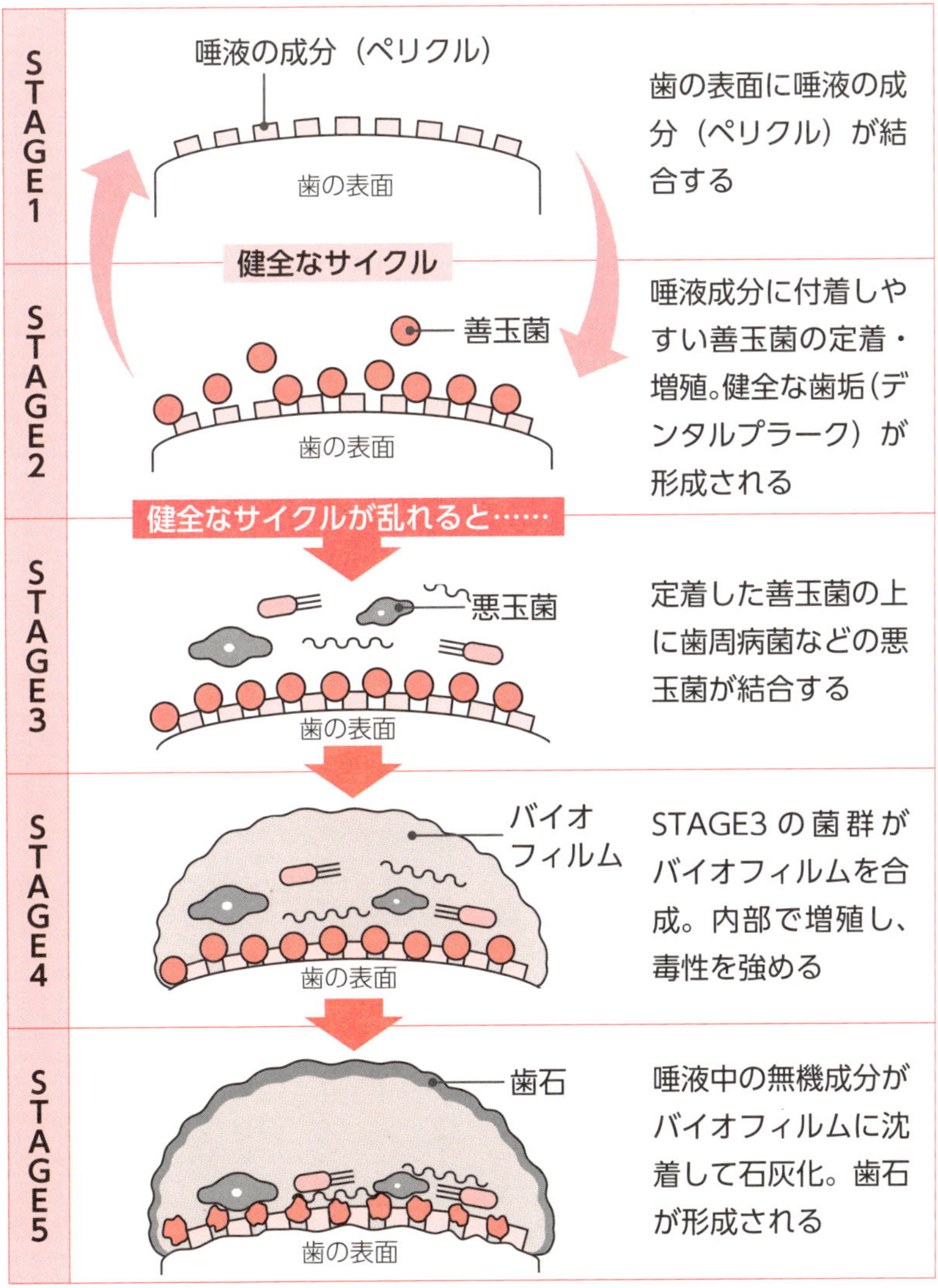

バイオフィルムの中で細菌はびっしりとスクラムを組み、増殖していきます。虫歯や歯周病菌もどんどん増えていきます。歯の表面にへばりつき、ブラッシングだけでこそぎ落とすのは困難になっていきます。

歯を25日間みがかない実験によると、11日もすると唾液中のカルシウムやリン酸などと結びついてステイン（着色汚れ）が、3週間ほどすると歯石《しせき》になってしまいます。歯石が形成されてしまったら、もはや自宅でのケアでは除去できません。歯を毎日みがいている場合は歯石形成のスピードは遅くなります。歯科医院で歯石を除去する処置を受けない限り、取り除くことはできなくなります。表面がザラザラした歯石は、新たなプラーク、バイオフィルムができる絶好の場所となります。虫歯菌、歯周病菌の温床になってしまうのです。

口内細菌はからだの外からやってくる

赤ちゃんへの口移しは厳禁？

口の中に棲みついている細菌は、人のからだにもともとあったものではありません。すべてはからだの外からやってきたものです。

お母さんの子宮内にいる胎児の口内は無菌状態ですが、出生とともにさまざまな細菌にさらされることになります。産道を通るときや授乳時、家族と接触した際などに口内に入り込んだ多種多様な細菌のうち、口内に棲みつき始めた細菌がその人固有の「口内フローラ」をつくりあげていきます。

ほぼ無菌状態で生まれてくる赤ちゃんには、悪玉菌のいない口内フローラを保ってあげたいと思う人も少なくないでしょう。そのためには養育者自身の口の中の悪玉菌対策が必要です。

自治体や産院などで開かれている妊産婦さん向けの講座などでは、赤ちゃんの虫歯予防のために、口移しはもちろん、箸やスプーンの共用も控えたほうがよいと指導されることもあるようです。しかし歯が生えるまでは赤ちゃんにミュータンス菌が感染することはありません。

歯が生えた後でも虫歯菌が口に入ってきたからといって、ただちに虫歯菌が口内で増殖し、虫歯をつくるわけではありません。虫歯菌に感染するかどうかは、甘いものばかり食べている、歯みがきがきちんとできていないなど、菌の存在以外の要因が大きくかかわっています。虫歯菌が入り込んでも、増える状況が整っていなければトラブルは起きないのです。

「赤ちゃんへの口移しはダメ！」という方針を貫こうとするあまり、親と祖父母の間でもめごとになったりすることもあるようですが、スプーンの共用程度なら、あまり神経質になる必要はないでしょう。

口移しや食器の共用には、さまざまなウイルスや菌に対する耐性をつけるという側面もあります。たとえば、歯のトラブルとはまったく関係ありませんが、ＥＢウイルスというウイルスは、思春期以降に感染すると伝染性単核球症《でんせんせいたんかくきゅうしょう》（「キス病」ともいいます）を引き起こし、ときに重症化することもあります。しかし、低年齢のうちに感染してしまえば、ほとんど症状が出ないまま抗体ができるのです。

完全に清潔な環境を整えようとすることがよいことなのかどうか、断定できない面もあります。

大人は「口からの感染」を忘れがち

虫歯菌は親から子にうつっていく垂直感染が多いのですが、歯周病菌は水平感染が多いといわれます。水平感染というのは、端的にいえば性行為を通じて広がる場合が多いということです。

唾液にはその人なりの口内細菌が含まれていますから、同じ皿のものを食べたり、同じ

口内細菌の主な感染経路

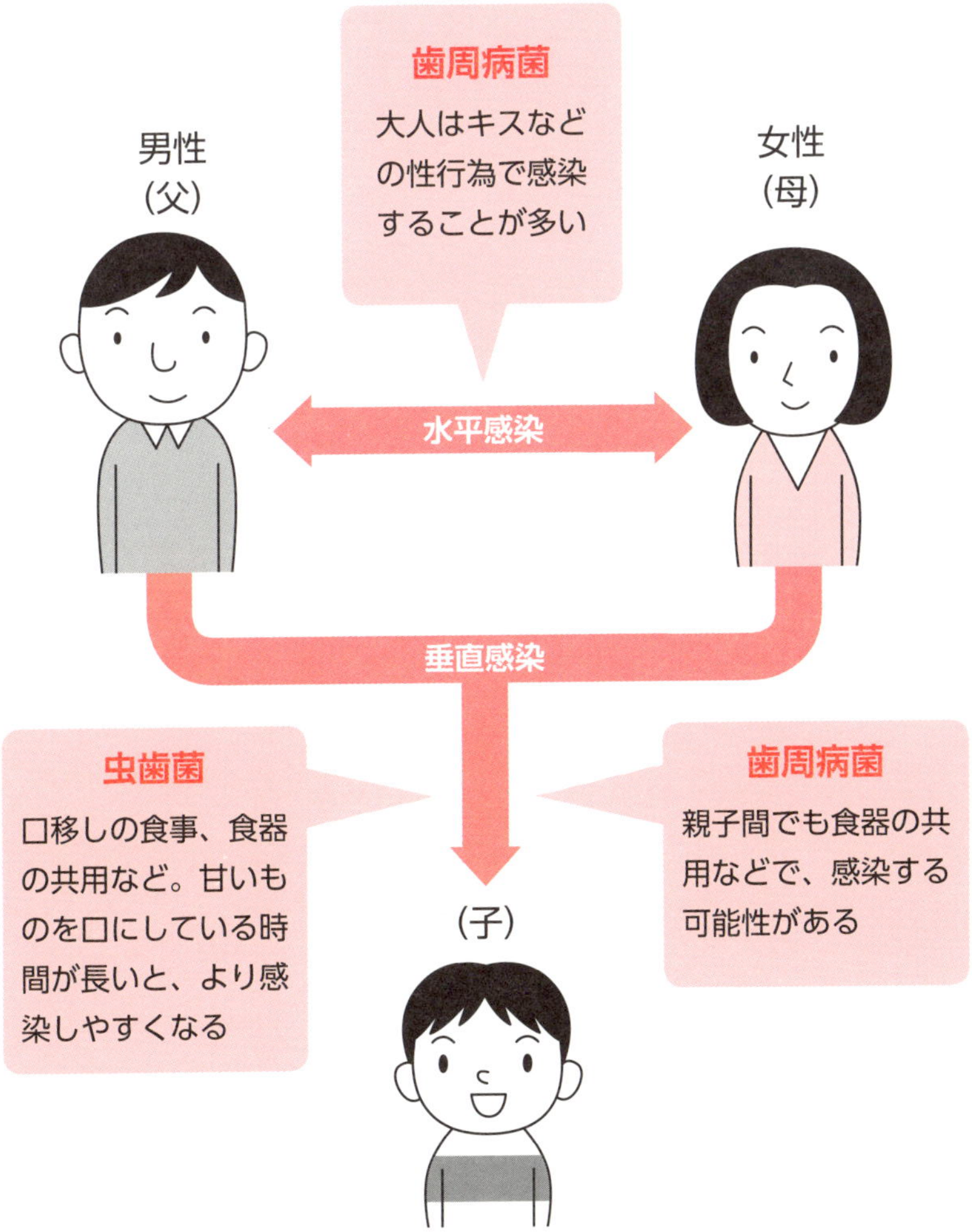

ペットボトルの飲み物を飲みまわしたり、といったことでも感染は起こりえます。しかし、より感染の危険性が高いのは、唾液を直接交換しあうような行為――つまりはキスを含めた性行為です。

思春期以降、自分にはなかった細菌を相手からもらうということはしばしば起こってきます。仲良くキスをくり返しているカップルは、相手が歯周病だったら自分も歯周病菌をもらう、自分が歯周病なら相手に歯周病菌をうつしてしまうことになるのだと知っておく必要があります。

赤ちゃんが口にするものには細心の注意を払っていても、自分のこととなると「口からの感染」について、深く考えていなかったという人も多いのではないでしょうか。けれども、歯周病菌のなかには、非常に感染力が強いものもいます。性行為を通じて広がっていく感染症を「性感染症」といいますが、キスでうつる歯周病は、性感染症という側面もあるわけです。

虫歯菌にしろ歯周病菌にしろ、口内に入ってくることを避けるのはなかなか困難です。増やさないためにどうするかを考えるのが現実的な対応策でしょう。それについては、章を改めて考えていくことにします。

第2章

変わりゆく「歯のトラブル」

食事が変わると歯のトラブルも変わる

歯原性菌血症は「虫歯」「歯周病」から始まる

血液中に口内の悪玉菌が入り込んで生じる歯原性菌血症は、いきなり生じるわけではありません。虫歯や歯周病といった口の中で起きるトラブルがまねくものです。虫歯菌や歯周病菌が、どのように歯や歯ぐきをおかし、体内に入り込んでいくのか——この章では、歯原性菌血症の前提となる虫歯や歯周病そのものについて、詳しく見ていくことにしましょう。

歯は、外から見える「歯冠《しかん》」と、歯ぐきに刺さるように埋まっている「歯根《しこん》」からできています。歯冠のいちばん外側は「エナメル質」という硬い組織で、歯根の外側は「セメント質」という比較的やわらかな組織で覆われています。エナメル質やセメント質の内側には、毛細血管や神経が集まった「歯髄《しずい》」をつつみこむ「象牙質《ぞうげしつ》」があります

象牙質には象牙細管といわれるたくさんの空洞部分があります。虫歯菌がつくりだす酸によって、歯の外側の覆いが溶けて崩れると、象牙質がむき出しになります。すると、象牙細管を通って刺激が神経に伝わりやすくなり、激しい痛みを引き起こすことになります。

歯の種類と数

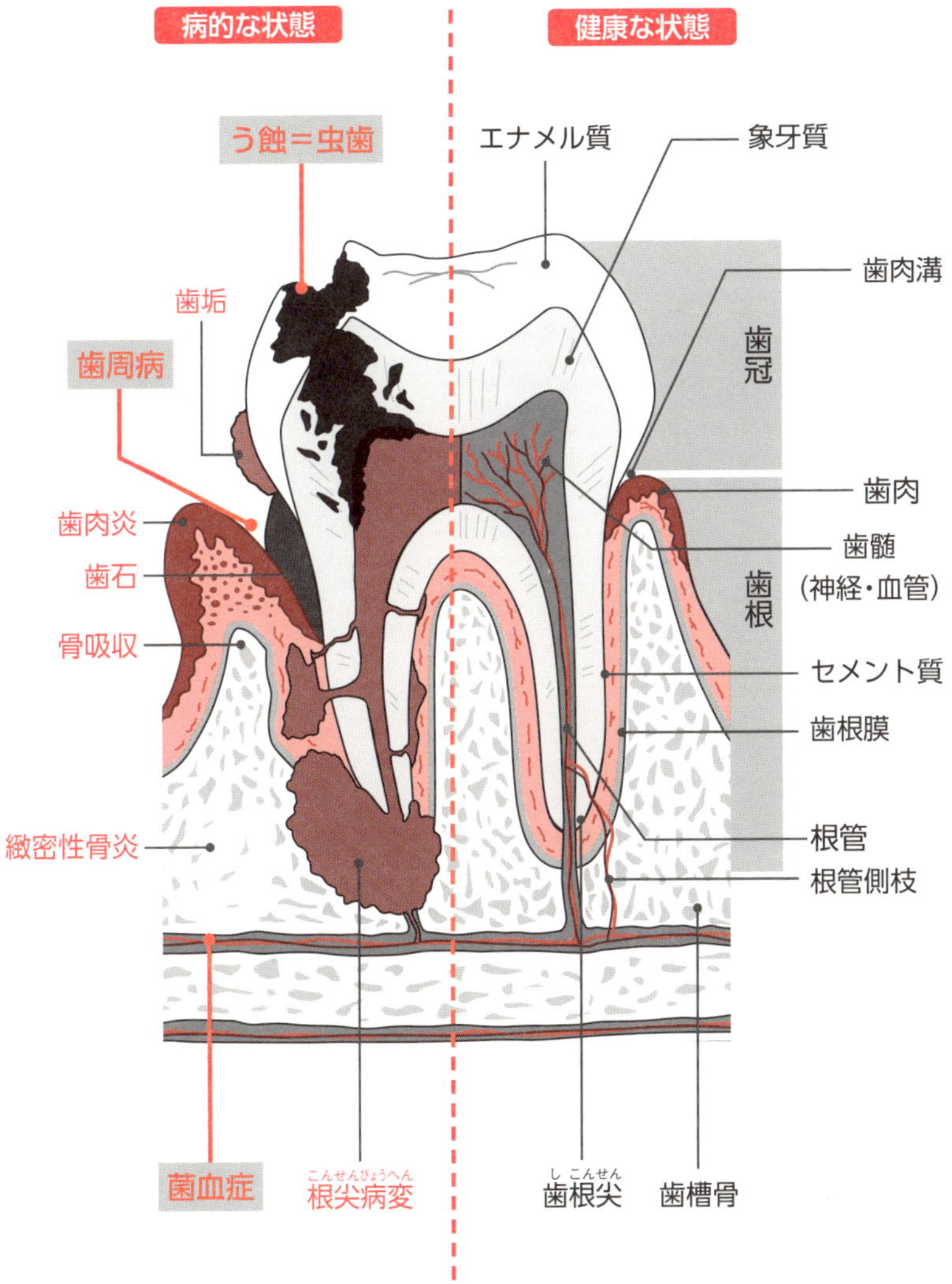
病的な状態
健康な状態
う蝕＝虫歯
歯垢
歯周病
歯肉炎
歯石
骨吸収
緻密性骨炎
菌血症
根尖病変《こんせんびょうへん》
エナメル質
象牙質
歯肉溝
歯冠
歯肉
歯髄
（神経・血管）
歯根
セメント質
歯根膜
根管
根管側枝
歯根尖《しこんせん》
歯槽骨

虫歯のことを歯科では「う蝕（齲蝕《うしょく》）」といいます。「齲《う》」は、「歯」と、虫という意味をもつ「禹《う》」が組み合わさってできた字ですから、いわんとすることは同じです。歯の一部に黒ずんだ孔が開いていく様子は、たしかに虫に食われたあとのように見えますね。

虫歯を放置していれば、歯髄のなかの毛細血管から細菌が入り込み、菌血症を起こす危険性も高まります。虫に食われた果物は、表面は小さな穴でも中身は相当傷んでいるということが少なくありません。歯も同じです。虫歯は歯だけでのトラブルではなく、全身のトラブルに発展していくおそれもある状態なのです。

とくに菌血症に結びつきやすいのは歯周病

一方、歯周病は、歯周病菌の活動によって、歯そのものではなく歯を支える組織がむしばまれていく病気です。

歯根が埋まっている歯ぐきは、外から見ればピンク色の粘膜部分だけしか見えませんが、内側にはしっかりとした骨があります。歯ぐきの粘膜部分が「歯肉」で、歯肉の下にある骨は「歯槽骨《しそうこつ》」といいます。

歯ぐきに埋まった歯の歯根部分は、エナメル質ではなく、「セメント質」と呼ばれる骨に似た構造の組織で覆われています。セメント質と歯槽骨の間には「歯根膜」というやわ

歯周病の初期症状

□ 朝、起きたときに口の中が粘つく	□ 歯ぐきがムズムズする
□ 歯みがきをすると歯ぐきから血が出る	□ 歯ぐきが部分的に腫れている
□ 歯のすき間に食べものがはさまりやすい	□ 冷たいものが歯にしみる
□ 歯ぐきの色が赤い、もしくは赤黒い	□ 口臭が気になる

どれか 1 つでも症状が強く現れている場合は、
歯周病が始まっている可能性がある

らかな組織があり、歯根と歯槽骨をしっかりつなぎとめる役目を果たしています。

歯周病は歯肉の炎症（歯肉炎）から始まり、炎症が深く、長く続くにつれ歯根膜、歯槽骨の破壊（歯周炎）へと進んでいきます。

歯原性菌血症との関係でいえば、より深刻なかかわりをもつのが歯周病です。虫歯の孔は、ふさいでしまえば細菌の入り口にはなりません。虫歯による変化は、見た目も症状も比較的わかりやすく、「治療しよう」という気持ちも起こりやすいものです。

しかし、歯周病はそうではありません。歯周病は「サイレント・ディジーズ（静かな病気）」とも呼ばれるように、痛みがないまま進行していきます。初期の段階では歯肉炎だけで、歯槽骨は破壊されていません。歯ぐきの腫れや、少量の出血がある程度で、症状があったとしても「大した問題ではない」と思われがちです。ところが、現れる症状が軽くても、そこはすでに細菌の侵入口となっています。

歯が抜け落ちるというトラブルばかりが注目されがちですが、初期の段階から始まっている「細菌の侵入口としての役割」こそ、歯周病の恐るべき側面といえます。

食べものが歯の状態を左右する

虫歯や歯周病の発生には、それぞれの原因菌が口内にいるということに加え、私たちが食べるもの、食べたあとの口内の状態が大きくかかわっています。たとえ口内に虫歯菌や歯周病菌がいようとも、彼らが好むエサや棲家となるバイオフィルム（36頁）がなければ、歯や歯ぐきに害を与えることはないからです。

では、人類はいつから虫歯や歯周病に悩まされるようになったのでしょうか。その「始まり」を示す痕跡は、縄文時代の人骨に残されています。縄文時代の日本人は非常に短命で、平均寿命が30歳ほどであったと推測されていますが、当時の大人の人骨から虫歯が見つかっているのです。

一方、虫歯や歯周病をかかえる野生動物はめったにいません。たとえばヒト並みともいわれる知能をもっているチンパンジーには、人間のような虫歯や歯周病はほとんどみられません。野生動物にはめったにみられない虫歯や歯周病に人間が悩まされるようになった最大の原因は、食生活の変貌にあると考えられます。

野生で暮らす動物と、私たち人間の食生活との決定的な違いは、「加熱したものを食べているかどうか」です。人間が生のままで食べられる食材は限られています。主食となる米やイモなどは、加熱してやわらかくしなければ十分に消化できません。やわらかくした食べものは、歯の表面に付着して残りやすく、細菌の絶好の棲家となってしまいます。

草食であれ肉食であれ、野生動物が口にするものは当然のことながら生のままです。繊維質の多い葉や木の皮、硬い肉や骨などをかじっていれば、歯の表面の汚れは自然と取り除かれ、付着し続けることはありません。細菌の棲家となるバイオフィルムは形成されにくくなります。ですから、歯が欠けたり擦り減ったりすることはあっても、虫歯や歯周病のような悪玉菌が関与する病気は起きにくいのです。

縄文時代の日本人は、イノシシやシカなどの獣や、魚、貝、木の実や植物の芽、根などを焼いたり煮たりと、加熱して食べていたと考えられています。煮炊きしてやわらかく、食べやすい食事をとるようになったことで、人間は歯のトラブルをかかえるようになってきたわけです。皮肉なことに、文明の発展が虫歯菌や歯周病菌に活躍の場を与えてしまったのです。

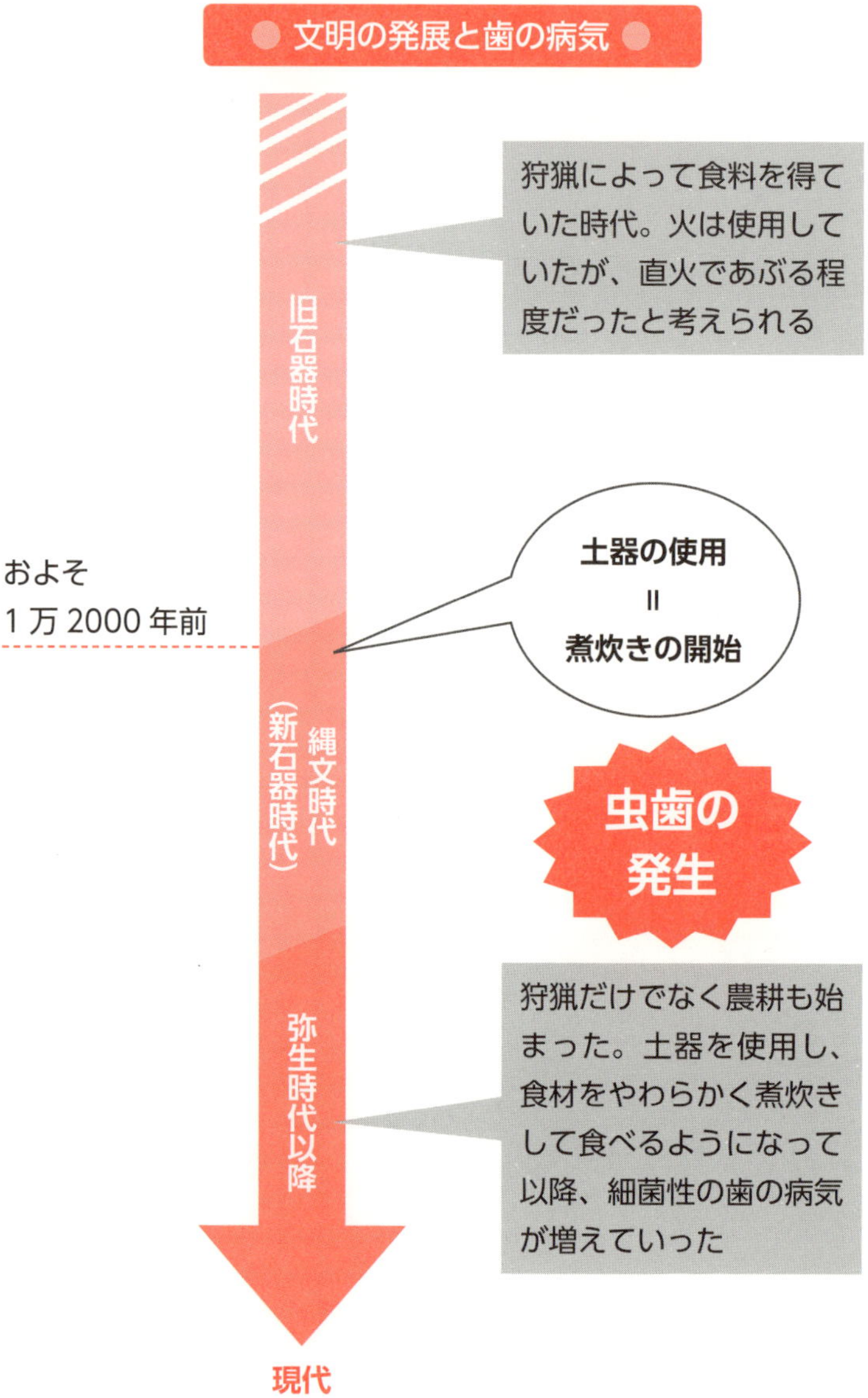
文明の発展と歯の病気
旧石器時代
狩猟によって食料を得ていた時代。火は使用していたが、直火であぶる程度だったと考えられる
およそ
1万2000年前
縄文時代
（新石器時代）
土器の使用
=
煮炊きの開始
虫歯の発生
弥生時代以降
狩猟だけでなく農耕も始まった。土器を使用し、食材をやわらかく煮炊きして食べるようになって以降、細菌性の歯の病気が増えていった
現代

ちなみに、動物でも飼い犬、飼い猫は、人間並みに歯のトラブルをかかえがちで、とくに歯周病が非常に多くみられます。野生の動物との食べるものの違いが、大きく関係していると考えられます。

では逆に、人間でも原始的な生活をしていれば、歯はきれいな状態に保てるのでしょうか？　これについては、スイスのベルン大学の研究者がおこなったユニークな実験があります。２００７年、ライン川流域の孤立したエリアで4週間、10名の被験者に石器時代の暮らしを再現してもらいました。あらかじめ仕留めておいた一頭のヤギの肉などを食料として、原始的な暮らしを続けてもらったのです。歯みがきの道具などはもちろんありませんでしたが、実験終了後、彼らの口腔内はきれいな状態に保たれていました。

調理といっても、せいぜい肉をあぶって食べる程度の原始的な食生活であれば、歯みがきをせずとも口内環境は良好に保たれると考えてよいでしょう。

おいしさの追求で虫歯が増えた

歯の状態のことだけを考えるなら、石器時代の食生活は悪くないともいえますが、それも極端な話です。なんでも生、あるいは生に近い状態で食べるのでは食中毒の危険がありますし、消化不良も起こしやすくなります。第一、「おいしい味」を覚えてしまった現代人が、原始的な食生活に戻れるわけもありません。

舌には味蕾《みらい》といわれる味覚受容器があります。味蕾でキャッチした情報は脳に伝えられますが、味蕾に触れる分子が小さなものほど、脳は「おいしい」と感じる傾向があります。たとえば、ふっくらと炊き上がったごはんをよく噛んでいると、ほのかな甘味が出てきて「おいしい！」と感じるのではないでしょうか。これは、米やいもなどに含まれるデンプンの分子の大きさが変化することと関係しています。

デンプンは炭水化物の一種です。炭水化物は、糖類を含む「糖質」と、人間は分解できない「食物繊維」の2つに大別されます。このうち糖質は、ブドウ糖が1つだけの単糖類、2個のブドウ糖から成る二糖類、3～4個のブドウ糖から成るオリゴ糖、数百～数万個のブドウ糖が連なってできている多糖類、糖質を加工した糖アルコールなどに分類されます。砂糖は二糖類、米やいもなどに含まれるデンプンは多糖類にあたります。

非加熱の米やいもに含まれるデンプンはβデンプンといい、バラバラに分解されにくい性質をもっています。これを加熱するとやわらかいαデンプンに変化します。やわらかくなったαデンプンは、唾液に含まれるアミラーゼという消化酵素によって、二糖類の一種である麦芽糖にまで分解することが可能です。そのため、咀嚼をくり返すうちに味蕾に触れる分子が小さくなっていき、おいしく感じるようになるのです。

炭水化物の分類

- 炭水化物
  - 食物繊維
    - 不溶性食物繊維
    - 水溶性食物繊維
  - 糖　質
    - 多糖類：デンプン など
    - 糖アルコール：キシリトール* など
    - オリゴ糖：三糖類、四糖類
    - 糖類
      - 二糖類：砂糖（ショ糖）、麦芽糖、乳糖
      - 単糖類：ブドウ糖 など

＊キシリトール

天然または人工の甘味料。歯垢や酸をつくらないことから、虫歯の原因になりにくい

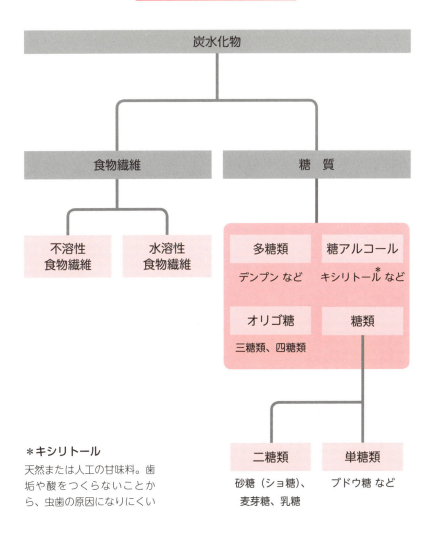

また、大方の人は砂糖の甘味を「おいしいもの」ととらえます。砂糖は二糖類ですから、ごはんのように咀嚼せずとも「甘い／おいしい」と感じられるのです。

一方で、「甘いものを食べすぎると虫歯になる」ということは、幼い頃から言い聞かされてきたことでしょう。これはたしかにそのとおりです。第二次世界大戦後、日本やヨーロッパで虫歯が非常に増えたのは、砂糖の摂取量が戦前よりずっと多くなったことと関係しています。虫歯菌は砂糖が大好物で、口内に砂糖があるとそれをエサにどんどん増殖していきます。増殖する虫歯菌から出る酸によって歯が溶けていった状態が虫歯ですから、口内に「甘いもの」がとどまっている時間が長いほど、虫歯ができやすくなってしまいます。

「甘いもの」を食べなくても虫歯はできる

虫歯の発生にかかわるのは、なにも「甘いもの」だけにかぎりません。砂糖が日本に渡ってきたのは奈良時代といわれています。それよりはるか前、縄文人にも虫歯が発生したのは、加熱したαデンプンを口にするようになったからだと考えられます。調理してやわらかくなったデンプンもまた、虫歯菌と結びつくことで虫歯をつくる原因になってしまうのです。

加熱したαデンプン、つまり炊いた米です。米食中心の食生活が虫歯を増やすことになりました。

実際、稲作の広がりに比例して虫歯は増えていきました。さらに、天武天皇の時代に出された肉食禁止令（675年）をはじめ、くり返し狩猟や殺生を禁じるおふれが出されたことも、日本人の虫歯増加に大きな影響を与えたと考えられます。

肉食が禁じられる前の古墳時代（紀元250〜600年頃）の支配層が眠る古墳から見つかった人骨の虫歯の数の平均は0・9本（小金井良精「齲蝕の統計について」『人類学雑誌49』1934年）。それが、鎌倉時代には平均2・5本（井上直彦、郭敬恵、伊藤学而、亀谷哲也「日本人古人骨にみられる齲蝕像」『口腔衛生学会雑誌31』1981年）、江戸時代には5・2本（佐倉朔「日本人における齲蝕頻度の時代推移」『人類学雑誌71』1964年）と、どんどん虫歯は増えていきました。

なぜ、肉食の禁止が虫歯を増やしたのかといえば、たんぱく源となる肉を口にできないぶん、米を中心にした糖質でおなかを満たそうとしてきたからにほかなりません。現代のように好きなだけ甘いものが食べられる時代ではなくても、「米」が虫歯をつくってきたのです。

歯周病にも間接的な影響が

糖質が直接関係するのは虫歯だけで、歯周病を増やす直接的な原因にはなりません。ただ、糖質の甘さ、おいしさは容易に満足感を得られます。江戸時代以前の日本人とは違い、なんでもたらふく食べられる現代にあっても、ごはん、パン、パスタ、お菓子など、うっかりすると糖質偏重の食生活になりがちです。それが結果的に栄養バランスを崩し、歯周病のリスクを高めるということは十分に考えられます。

歯周病による歯を支える組織の破壊は、歯周病菌が増殖することで生じる慢性的な炎症によって起きてきます。ただし、炎症そのものは、私たちのからだにそなわっている免疫機能が働き出した結果として生じるものです。

毒素をかかえもつ歯周病菌を見つけ出すと、免疫を担う細胞、つまり白血球と呼ばれる血球成分は、それを排除しようとします。「毒をもって毒を制する」という言葉のとおり、免疫細胞は活性酸素という一種の毒のようなものをふりまいて相手を攻撃します。自分の身を守るための反応ではあるのですが、じつはこの活性酸素が歯周組織に与える酸化ストレスを与え、それこそが、組織の破壊を進める直接の原因になっているのです。

むろん、病原性のある歯周病菌を放っておくわけにはいきませんから、免疫の働きは重

酸化ストレスが炎症をまねく

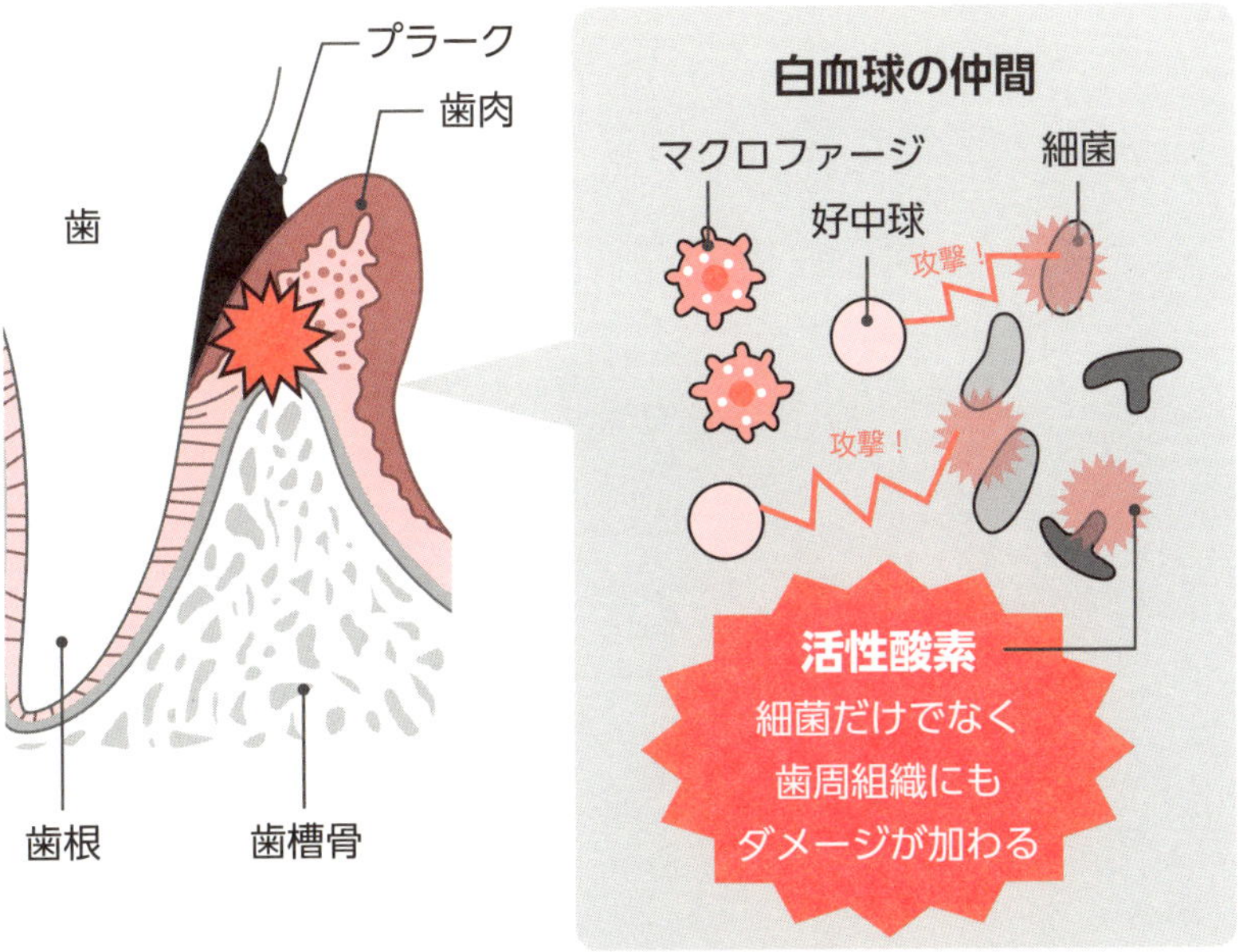

要です。そのためには、免疫成分の材料となるたんぱく質は十分にとる必要があります。また、避けがたい酸化ストレスに対しては、ビタミン、ミネラルなど、酸化を防ぐための成分をたっぷりとることが、組織を守ることにつながります。

逆にいえば、糖質ばかりで、たんぱく質やビタミン、ミネラルなどの補給源となるものが十分に食べられない状態は、歯周病の発生・悪化を進めてしまうおそれがあるのです。

虫歯のでき方は2つある

歯の組織は酸に弱い

さて、糖質と虫歯との関係について、もう少し詳しくみていくことにしましょう。

虫歯は、虫歯菌が糖質をエサにしてつくりだす酸によって、歯の組織が溶けて崩れていった状態であることはすでにお話ししたとおりです。口の中の酸性度は、飲食前はほぼ中性。pH（ペーハー、最近はピーエイチともいいます）で示すとpH6・8程度です。pHは7が中性、それより数値が大きければアルカリ性、小さければ酸性であることを示します。

飲食後は、細菌が糖質を分解して酸を出すことなどによる影響で、口内全体のpHは4・5～5・5くらいにまで下がります。つまりは酸性に傾くということです。

歯の組織は酸性に弱く、酸性の状態が続くと溶け出していきます。鉄より硬く、水晶とほぼ同じくらいの硬度をもつエナメル質も、pH5・5よりも強い酸にさらされ続ければ太刀打ちできません。さらにエナメル質よりもやわらかな象牙質ともなると、ほぼ正常な状態に近いpH6・7程度でも溶け出してしまいます。

ただ、飲食後の酸性に傾いた状態がずっと続くわけではありません。飲食物が口のなからなくなれば、口内は唾液で中和され、徐々に中性に近い状態に戻っていきます。酸にさらされる時間が短ければ、酸による歯の傷みは唾液に含まれる成分により修復されていきます。

ところが、つねに糖質が歯の表面に付着している状態が続き、そこで虫歯菌が酸をつくり続ければ話は違ってきます。酸に溶かされた歯の組織の修復は間に合わず、虫歯ができていくのです。

砂糖が原因か、デンプンが原因か

虫歯菌が酸をつくりだす材料となる糖質ですが、糖質の種類によって、酸の強さ、歯への影響は変わってきます。つまり虫歯は、砂糖の存在によって発生するものと、デンプンとのかかわりで増えるものとで、そのでき方が違うのです。

結論をはじめにいっておきますと、砂糖が関係するのは「エナメル質の虫歯」、デンプンが関係するのは「歯の根っこの虫歯」です。

エナメル質を溶かすほどの強い酸は、砂糖の存在がなければつくりだされません。虫歯菌は大好物の「甘いもの」から粘着性のある高分子の有機化合物をつくり、歯の表面にペッタリと付着します。落ち着き場所を得た虫歯菌は、さらに甘いものを材料に酸をつくりだしていきます。虫歯菌が歯の表面にくっつき、酸をつくり続けていくことで、溶けてしまうのです。甘い飲みものや、アメ、キャラメルなど、長時間にわたって口内に砂糖が存在する状態は、エナメル質の虫歯をつくる最悪の環境といってよいでしょう。

ただ、エナメル質の虫歯は、砂糖を口にしてもすぐに真水を飲むなどして歯の表面を洗い流してしまえば、そうそう発生するものではありません。ところが、「根っこの虫歯」は砂糖とは無関係に発生します。

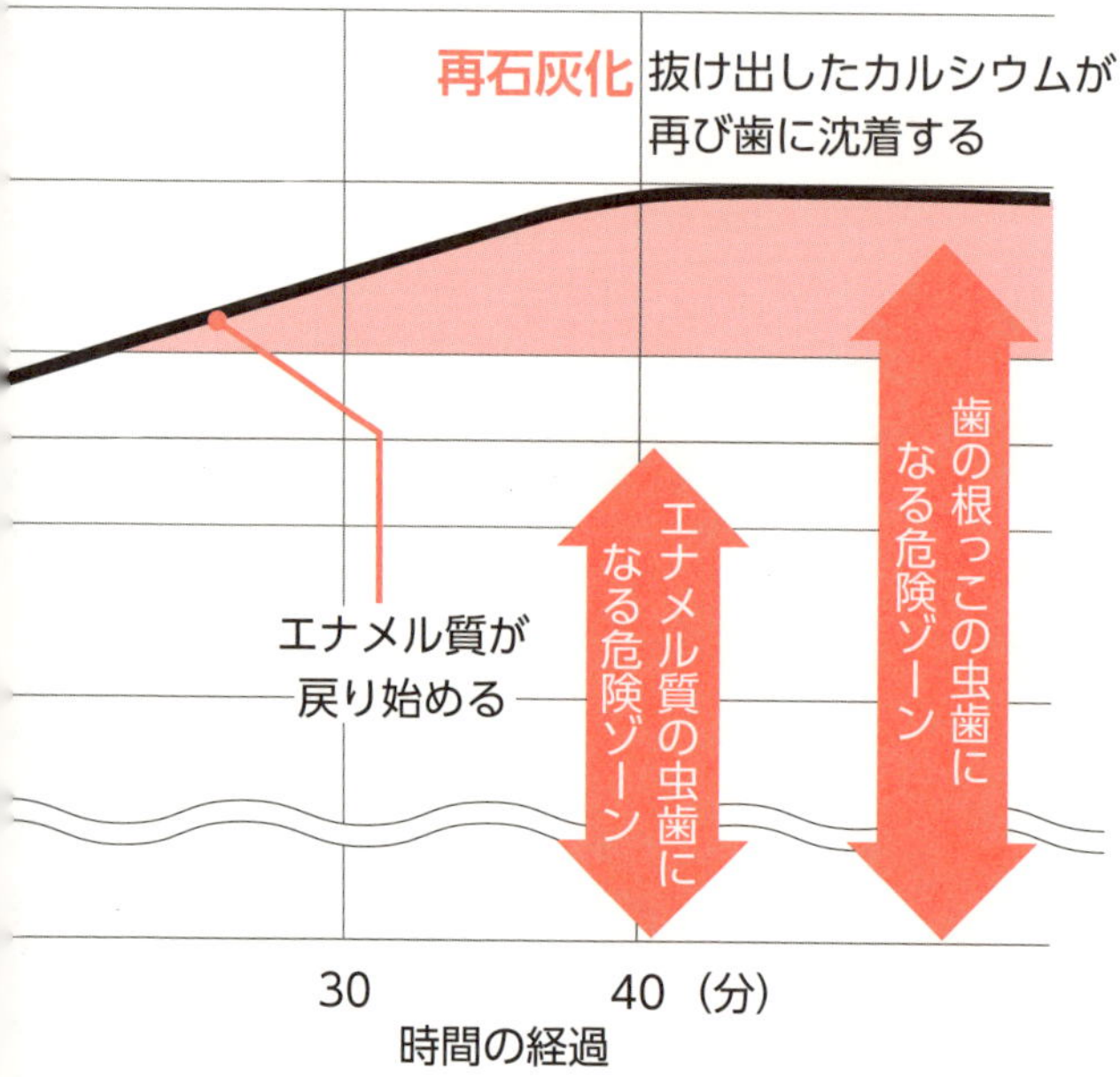

歯ぐきに埋まった歯根部分にはエナメル質はありません。歯根の表面をおおうセメント質は、歯と歯ぐきをつなぎあわせることが主な役割であり、象牙質を守るという点

口内の酸性度と歯への影響

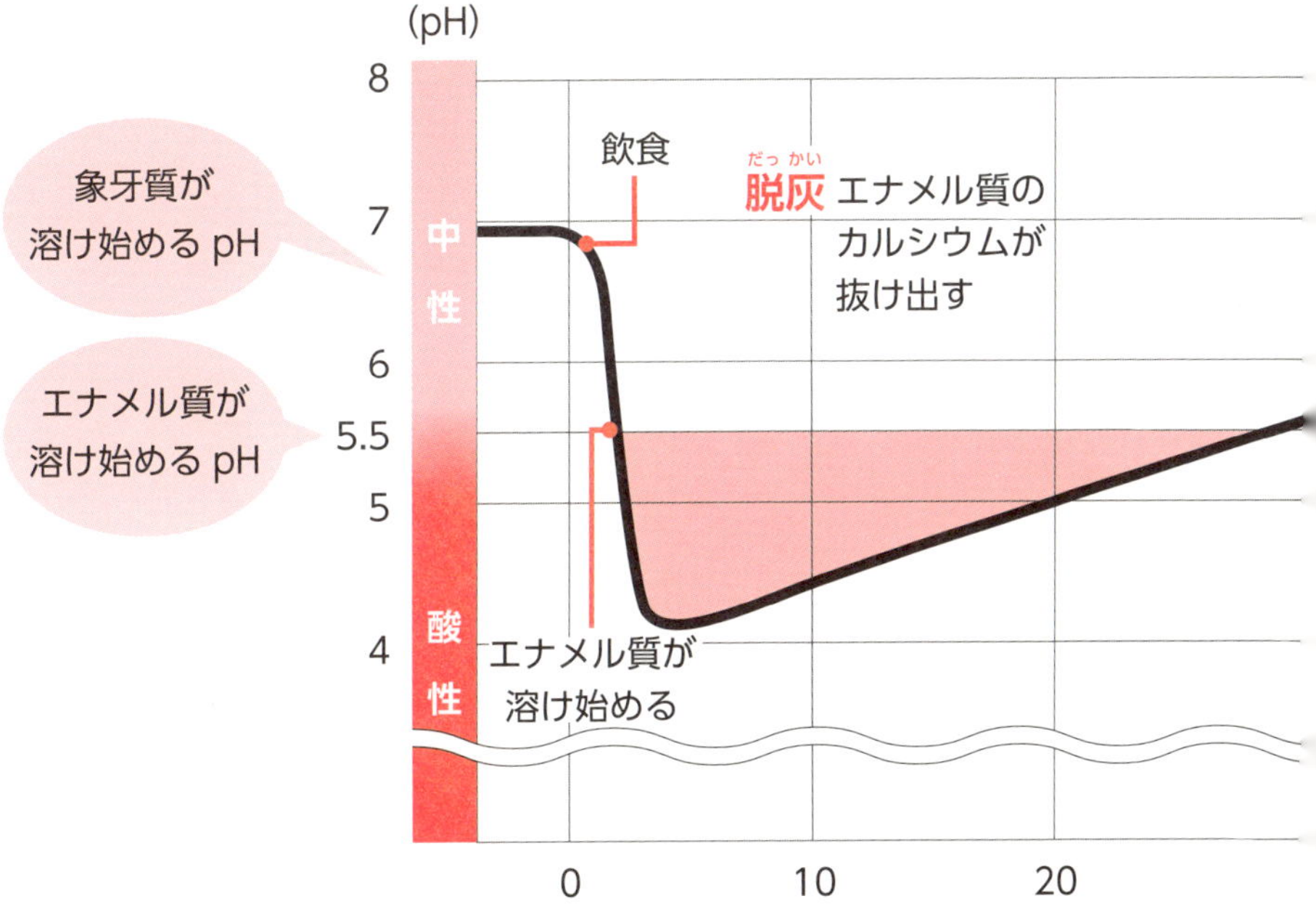

ではあまり役に立ちません。デンプンが唾液中のアミラーゼに分解されることによってできる麦芽糖をエサに虫歯菌がつくりだす弱い酸でも、「根っこの虫歯」は発生してしまうのです。

砂糖を口にすることがなかった縄文人に発生した虫歯は、こちらの「根っこの虫歯」タイプですが、じつはこのタイプの虫歯が日本では増えてきています。年齢が高くなるにつれ、加齢そのものの影響や歯周病の存在などで歯ぐきが下がり、エナメル質のカバーのない歯根部が露出している人が増えます。その状態で、糖質中心の食事が続き、歯のケアがおろそかになると、簡単に「根っこの虫歯」ができてしまうのです。

歯周病が新たな国民病に

歯肉炎から歯周炎、歯の喪失へ

歯ぐきを下げ、「根っこの虫歯」を増やす一因ともなる歯周病は、それ自体、大きな影響をもつ病気です。現在、日本人のおよそ8割は歯周病にかかっているといわれます。中高年の病気というイメージがありますが、そうともかぎりません。小学生でさえ、半数近くの子どもは、歯石の沈着や軽度の歯肉炎など、軽い歯周病の徴候がみられることがわかっています。

歯周病は、端的にいえば「歯を支える組織が破壊されていく病気」です。骨を支える歯槽骨にまで破壊が及べば、支えを失った歯は簡単に抜け落ちてしまうことになります。ただし、いきなり骨の破壊が起きるわけではありません。歯周病は歯槽骨を覆う歯肉の炎症から始まります。この段階を「歯肉炎」といいます。

歯周病菌のうち、歯肉炎を引き起こすのは酸素のあるところを好む好気性菌です。バイ

歯周病にかかっている人の年齢階級別グラフ

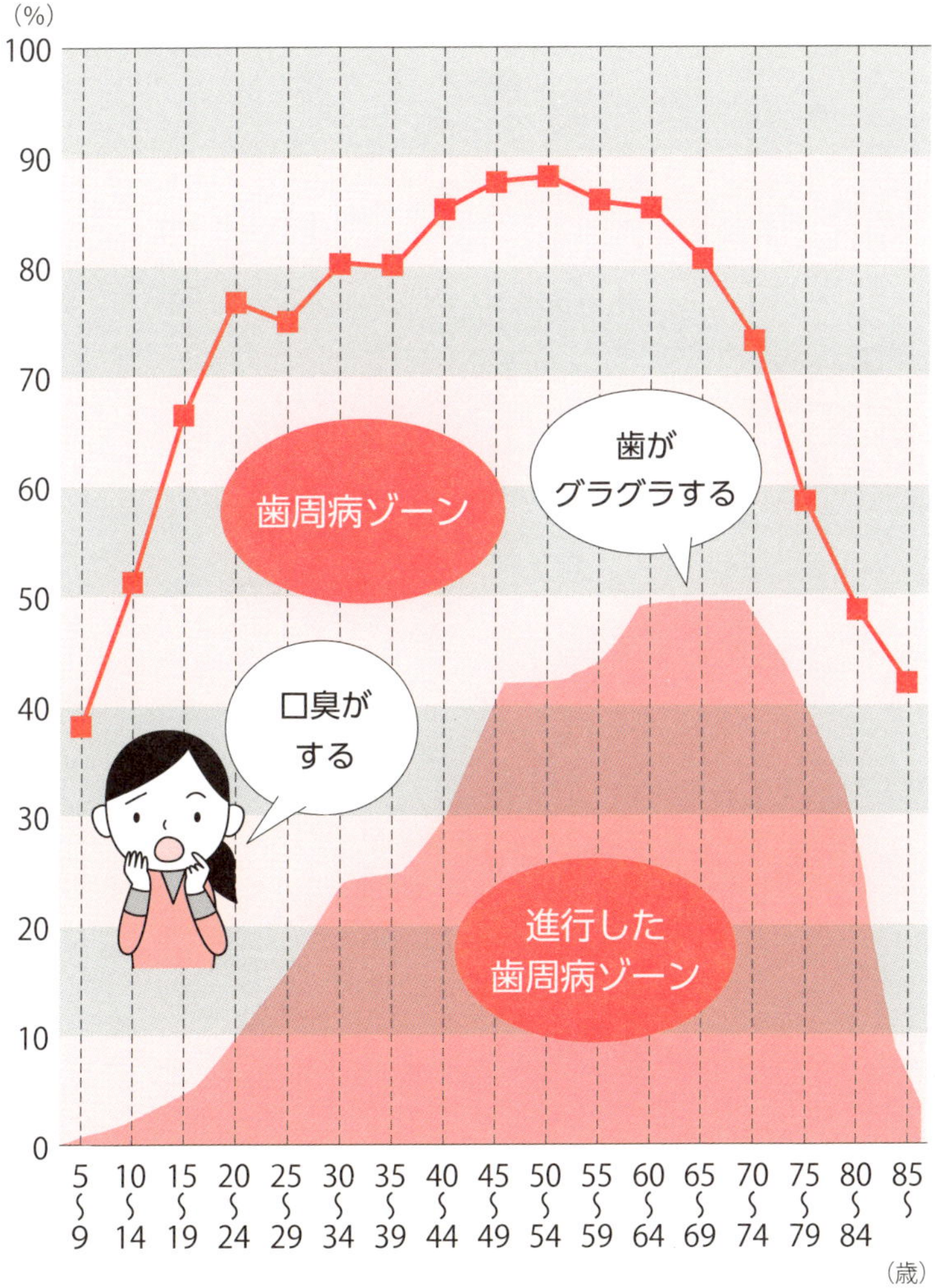

出典：平成23年歯科疾患実態調査（厚生労働省）

オフィルムができやすい歯と歯ぐきの間の境目のような空気に触れやすい歯肉部分で、好気性の歯周病菌が増殖を始めるのです。

歯と歯ぐきの境目には、健康な状態でもごくわずかな隙間があります。この隙間を「歯《し》肉溝《にくこう》」といいます。歯肉溝からは「歯肉溝滲出液」という液体が分泌されています。歯肉溝滲出液には白血球や抗体などの免疫成分が含まれており、細菌から歯を守る働きを担っています。赤血球は含まれていないので赤くはありませんが、それ以外は成分も働きも血液によく似ています。多くの細菌は、歯肉溝滲出液によって増殖できなくなるのですが、困ったことに歯周病菌は例外です。歯周病菌は歯肉溝滲出液が大好物で、滲出液にふくまれるアミノ酸をエサに、減るどころか増殖を続けていきます。

毒素をもつ歯周病菌が増えていくにつれ、歯肉には弱い炎症が生じ、歯肉の縁が赤く腫れてきます。この状態が歯肉炎です。ただ、歯肉炎の段階ではほとんど痛みは生じないため、変化に気づかないまま放置されていることが少なくありません。

慢性的な炎症が続くうちに、歯肉溝はだんだん深く、えぐれていきます。健康な状態なら1～2㎜程度の歯肉溝の深さが、4㎜以上になると「歯周ポケット」といわれます。歯周ポケットができると、今度は嫌気性、つまり空気の少ない環境下で育ちやすくなる歯周病菌が暗躍しはじめます。ポルフィロモナス・ジンジバリスなど、極悪歯周病菌の多くは

歯周病菌は「歯周ポケット」で増殖する

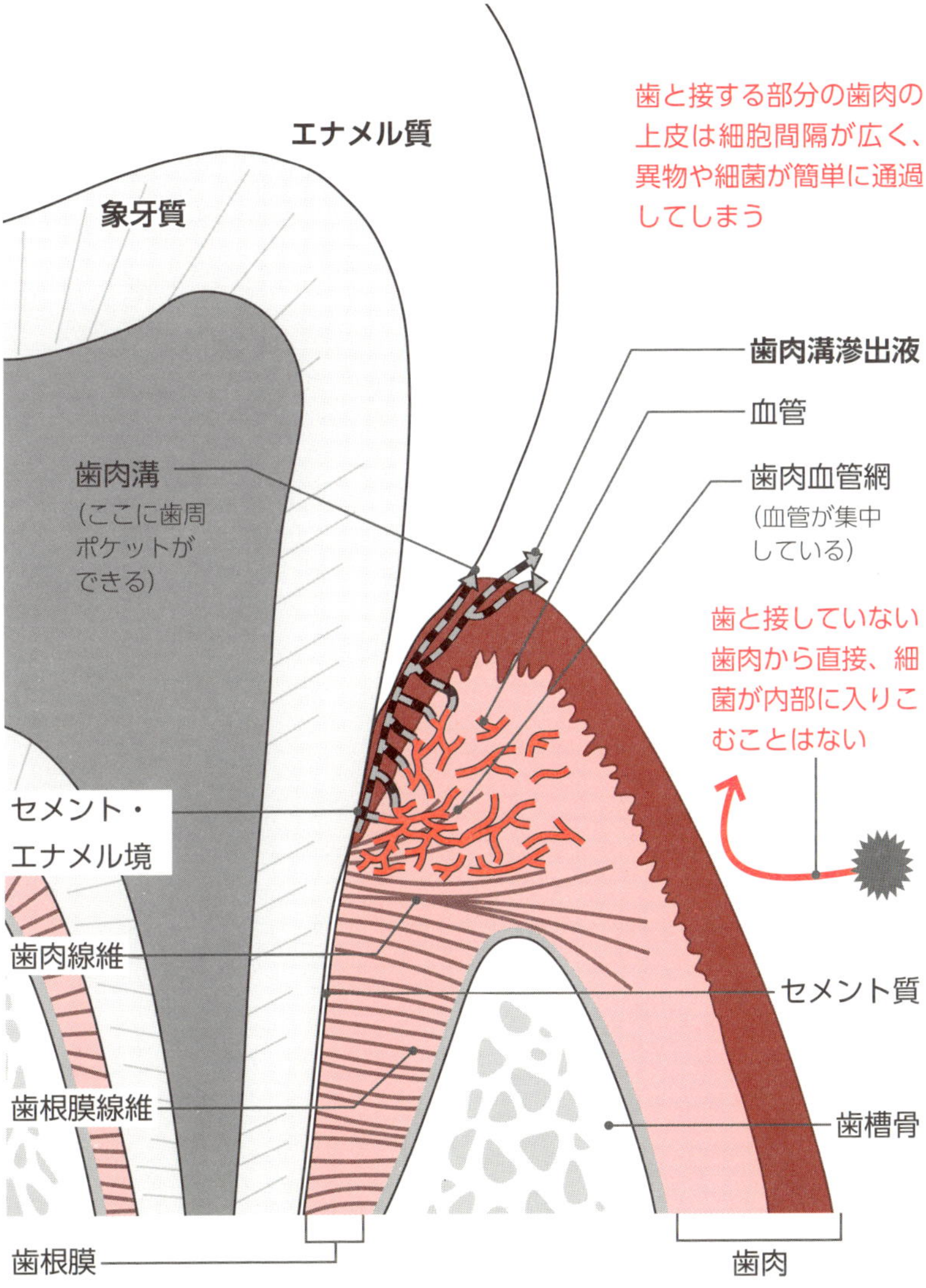

嫌気性の細菌で、歯周ポケットの奥底で破壊活動を進めていきます。

歯肉溝の奥には、歯根表面のセメント質と歯槽骨をつなぐ歯根膜があります。歯根膜は、歯根膜線維という細い繊維状の組織が集まってできたもので、歯周靭帯《ししゅうじんたい》とも呼ばれます。歯周ポケットが深くなり、この部分まで破壊されてしまうと、歯肉炎から一歩進んだ「歯周炎」の始まりです。見えない奥の奥で、歯周病菌の破壊活動は続き、最終的には歯槽骨をほとんど破壊し、歯を喪失させるような事態に進んでいくのです。

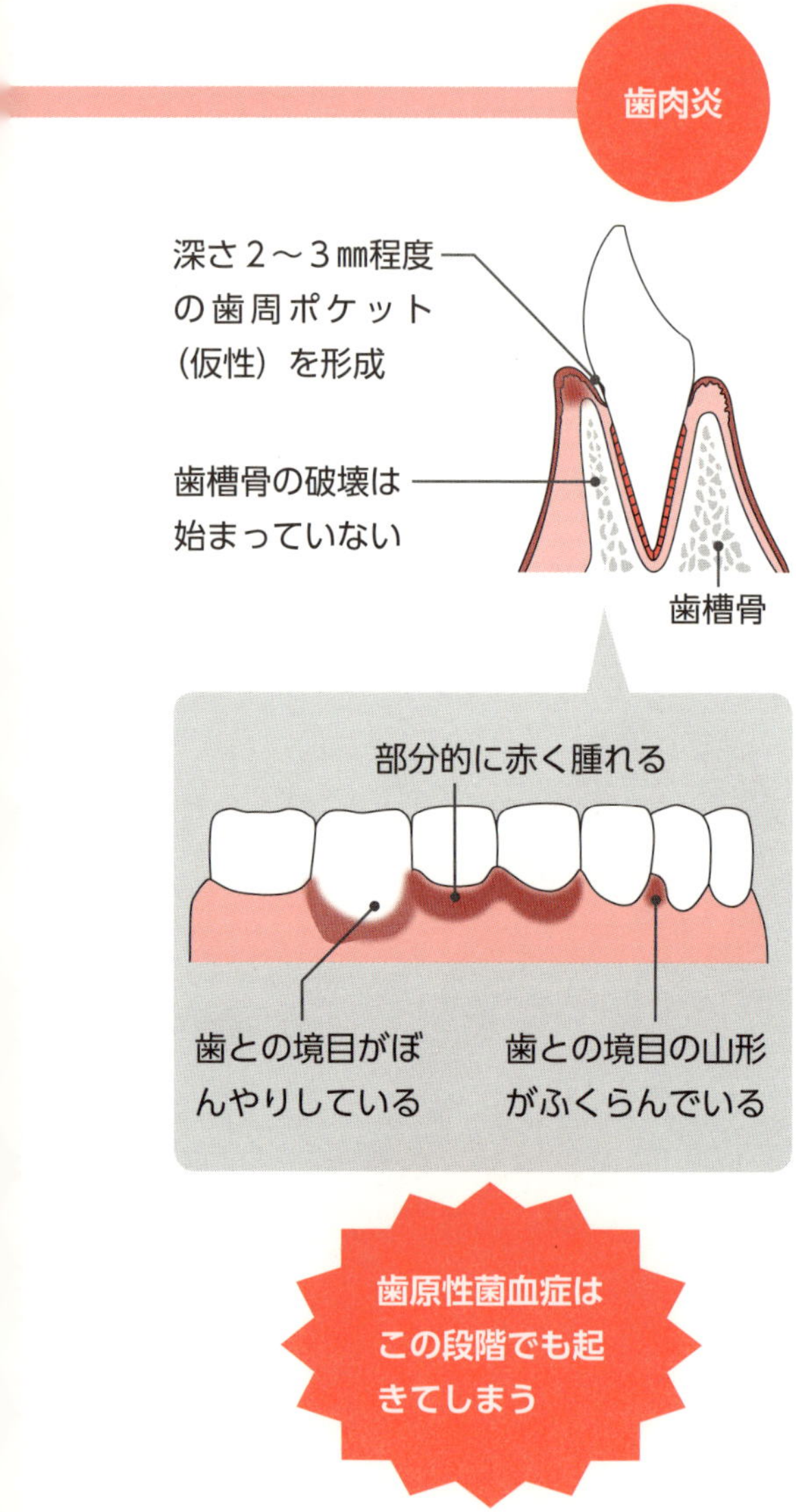
歯肉炎
深さ2～3㎜程度の歯周ポケット（仮性）を形成
歯槽骨の破壊は始まっていない
歯槽骨
部分的に赤く腫れる
歯との境目がぼんやりしている
歯との境目の山形がふくらんでいる
歯原性菌血症はこの段階でも起きてしまう

歯周病の進み方

歯周炎

軽度歯周炎

歯周ポケットの深さ
4㎜未満

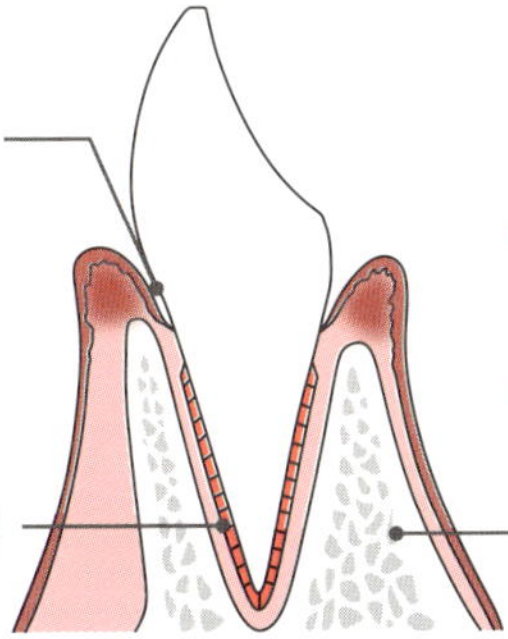

- 歯槽骨や歯根膜の破壊が始まる
- 歯ぐきが赤く腫れる

中等度歯周炎

歯周ポケットの深さ
4～6㎜

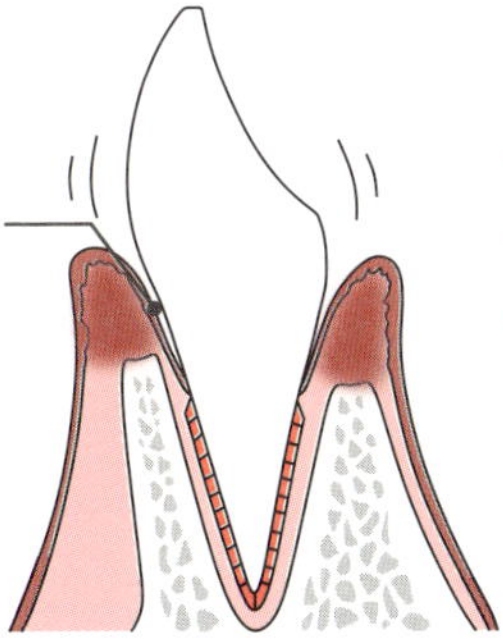

- 歯がグラつく
- 歯槽骨の破壊が進む
- 出血や膿の排出がある。炎症が広範囲に広がる

重度歯周炎

歯周ポケットの深さ
6㎜以上

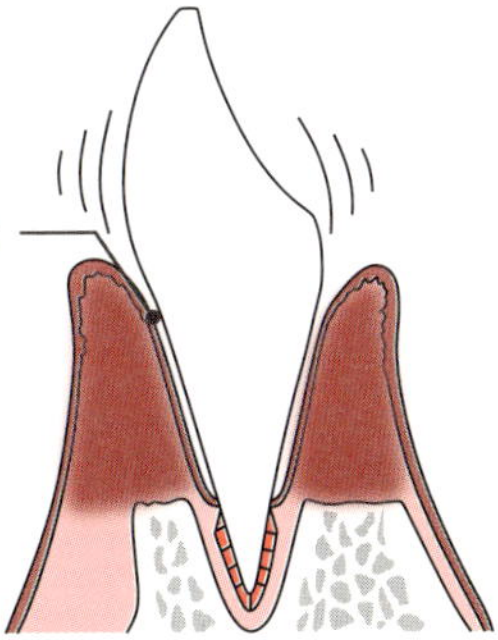

- 歯根がむき出しに
- 歯槽骨はほとんど破壊される
- 歯肉が腫れて痛み、やがて歯が抜ける

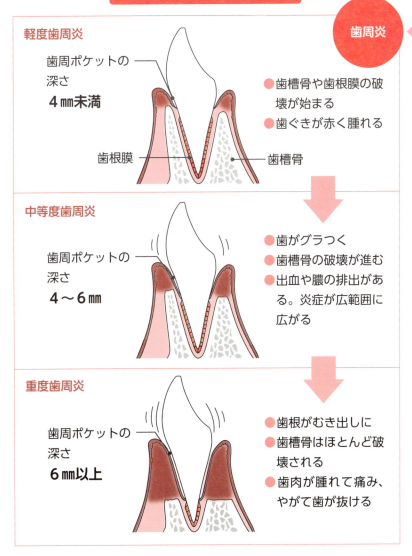

じつは危険な歯肉炎。放置は全身に影響する

歯がぐらつき始めれば、さすがにだれしもただならぬことが起きていたことに気づきます。しかし、歯ぐきが赤く腫れる歯肉炎の段階では痛みもほとんどないため、深刻な事態が起きているとは思われません。炎症がひどくなれば、腫れがひどくブヨブヨしてきます。歯ブラシが当たるなど、ちょっとした刺激で出血することもあります。ただ、受診して薬を塗ってもらうなどすれば比較的簡単に治ってしまうことも多く、「大した問題ではない」と思われ、放置されているのが実態です。

しかし、歯肉炎の状態を放置しておけば、バイオフィルムのなかでうじゃうじゃと繁殖を続けた歯周病菌によって、歯周ポケット内の歯肉には絶えず炎症が起き、潰瘍を作ってしまいます。潰瘍というのは、異物の侵入を防ぐバリア機能をもった上皮細胞が壊れ、ぐじゅぐじゅになった傷口のようなものです。歯肉には、歯肉血管網といわれるたくさんの毛細血管がはりめぐらされています。そこに潰瘍ができてしまえば、細菌が毛細血管に忍び込むのはむずかしいことではありません。毛細血管から入り込んだ歯周病菌が、血管のネットワークを伝って全身に広がっていくのは時間の問題です。

困ったことに、歯周病菌は歯肉溝滲出液だけでなく、血液中のヘモグロビンが含むヘム

鉄なども大好物です。血管の中でも死なずに増殖を続け「歯原性菌血症」を引き起こしていくことになるのです。

世界とニッポンの歯科事情

「55歳で総入れ歯」が当たり前だった

とにかくやっかいな歯のトラブルに、人間はさまざまな工夫を重ねて対処してきました。米中心、糖質中心の食生活を送ってきた日本人が、まず直面したトラブルは虫歯です。

現在は、虫歯が原因で抜歯するような事態は昔ほど多くはありません。しかし、かつて日本の企業の退職年齢が55歳だった時代は、定年間際に歯科治療を済ませる（場合によっては扶養家族である妻も歯を全部抜き、企業の健康保険を使って総入れ歯にしてしまう）ということが当たり前のようにおこなわれていました。健康保険の自己負担割合が少ない勤め人のうちに治療してしまおうと考える人が多かったのでしょう。60歳定年が努力義務とされたのが１９８６年、60歳未満定年制が法律で禁止されたのは１９９４年（施行は１９９８年）ですから、それほど昔のことではありません。

歯が全部なくなって歯肉だけになった場合、歯が抜けた（もしくは抜いた）あとの孔が

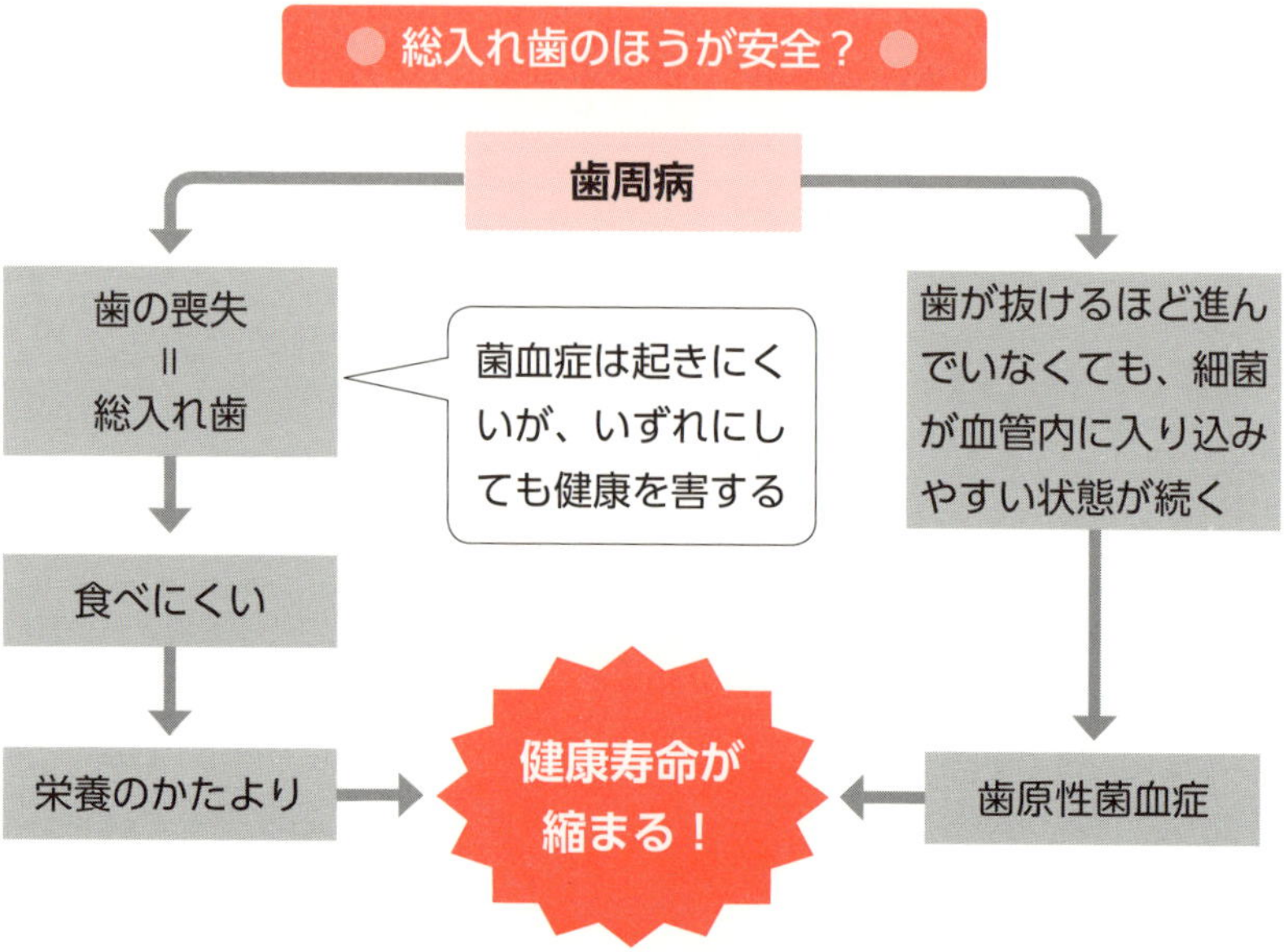

ふさがれば、虫歯菌や歯周病菌が繁殖する場所はなくなります。歯がないのですから、歯に付着するバイオフィルムが形成されることもありません。虫歯はもちろん歯周病にも悩まされずにすみます。細菌が血管内に侵入する入口がふさがれてしまうので、歯原性菌血症を起こす心配もなくなります。

「それなら歯がないほうが、むしろよいのでは？」と考えたくなるかもしれませんが、むろんそんなことはありません。歯を失えば「食べる」という面でのクオリティはいちじるしく低下します。歯原性菌血症は免れても、栄養不足によって全身状態が悪化していくことは十分に考えられます。簡単に歯を抜くような治療や、歯が抜けてしまうような状態はできるだけ避けるべきです。

ちなみに、日本の医療保険制度は、敗戦後、連合国（アメリカ）が大きく関与して整っていったものです。冷戦構造が構築されていくなか、日本が共産主義陣営に取り込まれていくことをおそれていたのでしょう。人々の不満がたまらないよう、医療改革などが進められていきました。保険制度が整っていたことが、「多くの勤め人は55歳で総入れ歯」という現象を生み出した背景にあります。

当のアメリカの歯科事情といえば、技術力では昔も今も世界のトップといってよいでしょう。ただし、それを享受できるのはお金がある人だけ。歯列矯正がさかんというイメージがあるかもしれませんが、それも富裕層にかぎってのことです。医療機関の受付で収入を書かせ、払えないとわかったら、「あなたには、あなたにふさわしいところがほかにあります。ここではありません」と、門前払いされることになります。

さすがにひどく苦しんでいる人まで追い出すようなことはなく、応急処置はしてくれるようですが、治療のステップごとにクレジットカードの提出とサインが求められるともいいます。どこまで治療できるかは収入によって決まってしまうというのが実態で、お金のない人は抜歯しか選択肢がありません。

歯の問題は個人の問題とは言い切れない

かつての日本人と、「できるだけ歯を残そう」とがんばっている現代の日本人。最先端の技術を享受するアメリカの富裕層と、抜歯しか選択肢のない貧しい人々――人々の歯の状態は、所属する社会のシステムなどにも大きく影響されます。

国という大きな単位だけでなく、地域ごとに比較していくと、さらに興味深いことも見えてきます。アメリカでは、ボストンやカリフォルニアなど、リベラルな風潮で知られる州は女性の歯の残存率が高く、ニューメキシコやテキサスなどは、男性のほうが高いのです。ニューメキシコはともかく、テキサスは保守的なイメージが強い州ですね。

日本では、交通手段が自家用車しかないような地方で、女性の歯の残存率が極端に悪いところがあります。逆に、都会では女性のほうが残存率は高いのです。国が用意している社会システムは共通していても、歯科医院へのアクセスの良し悪し、現金収入の多寡《たか》、自分の時間を自由に使えるかどうかなど、さまざまな要素が複雑に絡み合い、歯の状態に反映しているといってもよいでしょう。

歯のケア、口の中のケアは「自己責任」と切り捨てられるべきものではなく、社会全体として取り組んでいかなければならない側面もあるのです。

日本の歯科事情は遅れている？

社会全体の取り組みの成功例として、北欧の国々がしばしば取り上げられます。「虫歯の子どもはほとんどいない」「教育と医療は全部タダ」などと紹介されることもありますが、これは正しい情報ではありません。

たとえばスウェーデンでは、未成年の子どもに対しては確かに歯科を含めた医療費は無料です。国がしっかり面倒をみてくれています。税金を使うわけですから、当然コストはなるべく抑えようとします。そこで、歯科では予防に重点をおくシステムが整えられてきました。予防に力を入れたほうが結果的にはコスト削減になることは明らかだからです。しかし、成人したら「自己責任」ということになってしまいます。予防のための歯科ケアにも、歯科の治療費にも自己負担が課せられます。

子どもどうしを比べれば、「日本の子どもたちより北欧の子どもたちのほうが虫歯は少ない」といえるでしょう。しかし、子ども時代にしっかりケアをしていれば、大人になってからも歯のトラブルをかかえなくてすむというわけでもありません。歯科のケアは生きているかぎりずっと続けていかなければ、口内環境はすぐに悪化していきます。ですから、北欧の国々で歯の残存率が飛び抜けてよいかといえば、そうともいえないようです。

「そうともいえないようだ」とは、ずいぶんあいまいな言い方だなあと思われそうですが、はっきり断定できないのには理由があります。日本では6年に1回、全国的な「歯科疾患実態調査」がおこなわれていますが、世界中で、これほど大規模かつ正確なデータをもっている国はありません。北欧諸国でも、子ども時代のデータはしっかりとられていますが、成人についてのデータについては信頼性がやや低下します。歯の残存率などについては、同じような条件でとられたデータがないので、比較のしようがないというのが本当のところなのです。

ですから、もっともらしいデータをもとに「日本人は歯の健康をおろそかにしている。日本人の歯の状態は悪い。ほかの国を見習うべきだ」などという言い方をされることもありますが、日本だけが特別うまくいっていないというわけではありません。

そもそも日本は世界でも類をみない超高齢社会に突入していますから、超高齢社会を生き抜くためのお手本になるような国はほかにありません。なにが起きているのか、どう対応していけばよいのか、自分たちでしっかりと考え、実行していくしかないのです。

治療から予防へ。発想の転換が必要

早めに総入れ歯にするようなことは避けよう、できるだけ自分の歯を残せるようにしようと「８０２０運動」がスタートしてから、およそ30年。「できるだけ多くの歯を残す」という目標は、ある程度達成されてきたといってよいでしょう。しかし、寿命が男女ともに80歳を超えているなか、歯が残せるようになったことで起きてきたのが歯周病であり、歯周病が引き起こす歯原性菌血症の問題です。

歯科受診のきっかけ（20～70代）

上位５項目、2011年との比較

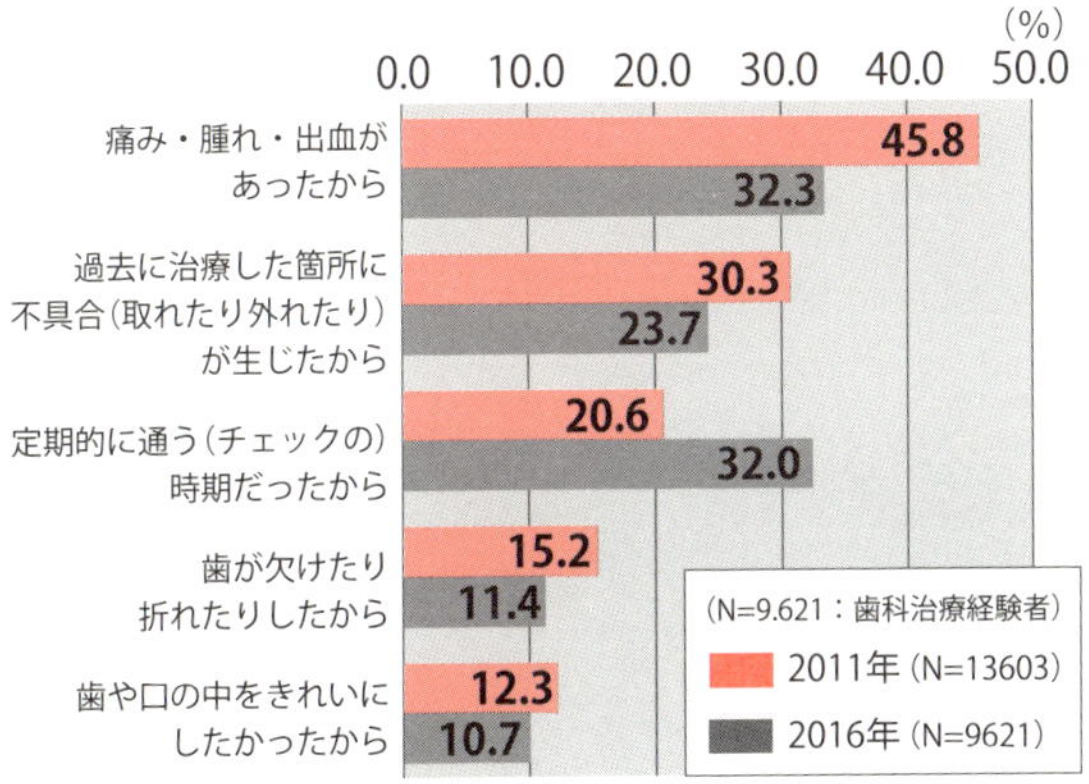

出典：日本歯科医師会「歯科医療に関する一般生活者意識調査」2016年

日本歯科医師会の調査によると、歯科を受診する理由として、近年は「痛み・腫れ・出血があったから」という人と並んで、「定期的に通う（チェックの）時期だったから」という人も増えていることが示されています。それはたいへん喜ばしいことですが、定期健診を重ねるだけでは、歯のトラブルを完全に防げるわけではありません。「過去の治療箇所の不具合が生じたから」という人を含めると、半数以上はなんらかの症状があってから受診しているのが現状です。

歯原性菌血症という全身病を防ぐためには、「早期発見・早期治療」では間に合いません。虫歯もない歯周病もない「よい状態」を長く保つことが重要です。日常的なブラッシング、歯科医院で受ける歯石除去などのプロフェッショナルケア、食事面での配慮などを継続することで、「よい状態」を続けられる可能性が高まります。

しかし、もっと簡単に続けられる効果的なケアの方法があれば、もっと多くの人が、もっと確実に目標を達成することができるはずです。そんな方法はないだろうって？　いえ、それがあるのです――が、そのお話の前に、病原菌血症の実態を、見ていくことにしましょう。その実態を知れば、「効果的なケア」に取り組もうという意欲もわいてくるはずです。

第3章

口から始まる全身病、歯原性菌血症

全身で起きている口内細菌との闘い

古くから知られていた歯と全身とのつながり

近年一段と注目をされている歯と全身の病気との関係ですが、じつはもう１００年近く前に、そのことを指摘していた歯科医がいます。アメリカのウェストン・A・プライス博士がその人で、博士は１９２０年代に著した『Dental infections, oral and systemic』で、歯と全身の病気との関係に触れています。

プライス博士はその後、１９３０年代に世界各地でフィールドワークを重ね、その知見を『Nutrition and Physical Degeneration: A Comparison of Primitive and Modern Diets and Their Effects』という本にまとめています。虫歯や歯周病、歯並びの悪さなどはほとんどみられなかった先住民族が西洋化された食事をとるようになり、間もなく歯の異常が頻発するようになったこと、歯を失うようになっただけでなく健康状態にも悪影響が及び、死亡率が上昇したことなどが報告されています。英語版は電子書籍化され、現在は数百円程度で入手できます。『食生活と身体の退化―先住民の伝統食と近代食その身体への驚くべき影響』というタイトルで翻訳もされていますので、興味がある方は一読されてみるのもよいでしょう。

精製した小麦や精製した砂糖を多く使った食事が歯の状態を損ない、ひいては全身の病気へとつながっていくというプライス博士の主張は先見性に満ちたものでしたが、科学的根拠に乏しい面があったことは否めません。「おそらくそうだろう」とはいえても、両者の相関関係を確かめるために人体実験をするわけにもいかず、エビデンスを高めるための研究を進めることはむずかしかったのです。

こうした状況が一変したのは、最近のことです。遺伝子を解析する技術が急速に進歩したことで、全身のさまざまな病気と歯の状態が深く関係していることを示す証拠が相次いで見つかっています。プライス博士が世界各地で観察した事実から導き出した両者の関係が、科学的に裏付けられてきているのです。

次々に見つかってきた証拠

歯の状態と全身の病気とのかかわりを示す目印とされるのは、口内細菌、なかでも虫歯や歯周病を引き起こす悪玉菌です。これら口内の悪玉菌が特定の病巣に集まっていることがわかれば、細菌が歯の状態を左右するだけでなく、からだの病気の発症・悪化にも関与していると推測されます。

細菌の存在を見つけ出す大きな力となったのは、遺伝子増幅法やシークエンス技術といった遺伝子解析技術の進化です。

血液や病巣の中にどんな細菌が含まれているかを調べるのに、通常は細菌を培養して観察・分析します。ところが歯周病菌の多くは空気のない状態で育つ嫌気性菌で、実験室ではうまく育ちません。「そこにあるはず」と思われてはいても、決定的な証拠はつかめなかったのです。それが、細菌のもつ遺伝子を解析できるようになったことで、存在の証明が可能になったというわけです。

たとえば遺伝子増幅法を用いれば、細菌の死骸に含まれるＤＮＡを増幅させ、確認することができます。ちなみに犯罪捜査でおこなわれることのあるＤＮＡ鑑定も、この技術を利用したものです。シークエンス技術というのは遺伝子の配列を調べる分析技術で、細菌の種類分けに役立ちます。

こうした遺伝子解析技術の進歩とともにわかってきたのは、血管病変のなかから、口内細菌がしばしば見つかるということです。

たとえば、フィンランドで発表された研究によれば、脳内の動脈瘤破裂が起きた部位から、歯周病菌をはじめ多数の口内細菌が存在したことが確認されています。脳の動脈瘤破裂は、くも膜下出血を引き起こす危険な病気です。

ブラジルでは、頸動脈の狭窄と大動脈瘤をもつ患者さんの動脈の病変部から、虫歯菌として知られるミュータンス菌（Ｓｍ）が、調査対象となったすべての患者さんにみられたと発表されています。

また、バージャー病という血管の病気があります。手足の血管に炎症が生じて血栓ができてその先に栄養が行き届かなくなる病気で、悪化すると手や足の切断に至ることもあります。東京医科歯科大学血管外科の岩井武尚先生の調査によれば、このバージャー病と歯周病には深い関係があることが示されています。

患者さんのほとんどは中等度から重症の歯周病を患っており、歯周病のある患者さんの場合、切断した患部の動脈の全例から歯周病菌が検出され、その種類は患者さん自身の口から検出された歯周病菌の種類とほぼ一致していたそうです。

口内の細菌が血管病変の病巣で見つかるということは、口の中から血管内にしのびこんだ細菌が血液の流れにのって移動して、たどりついたからだと考えられます。病巣のありかはそれぞれ違いますが、始まりは「歯原性菌血症」にあるわけです。

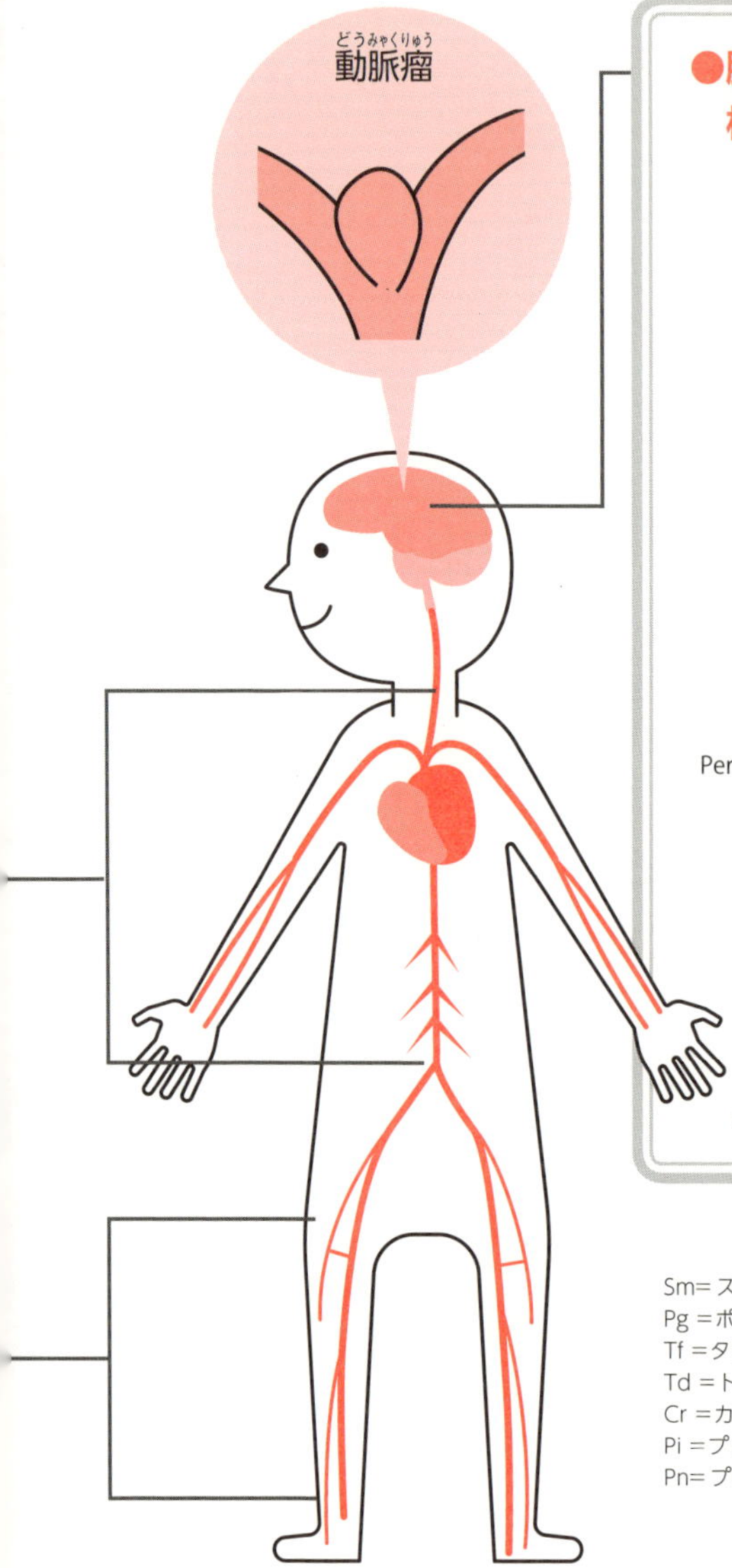

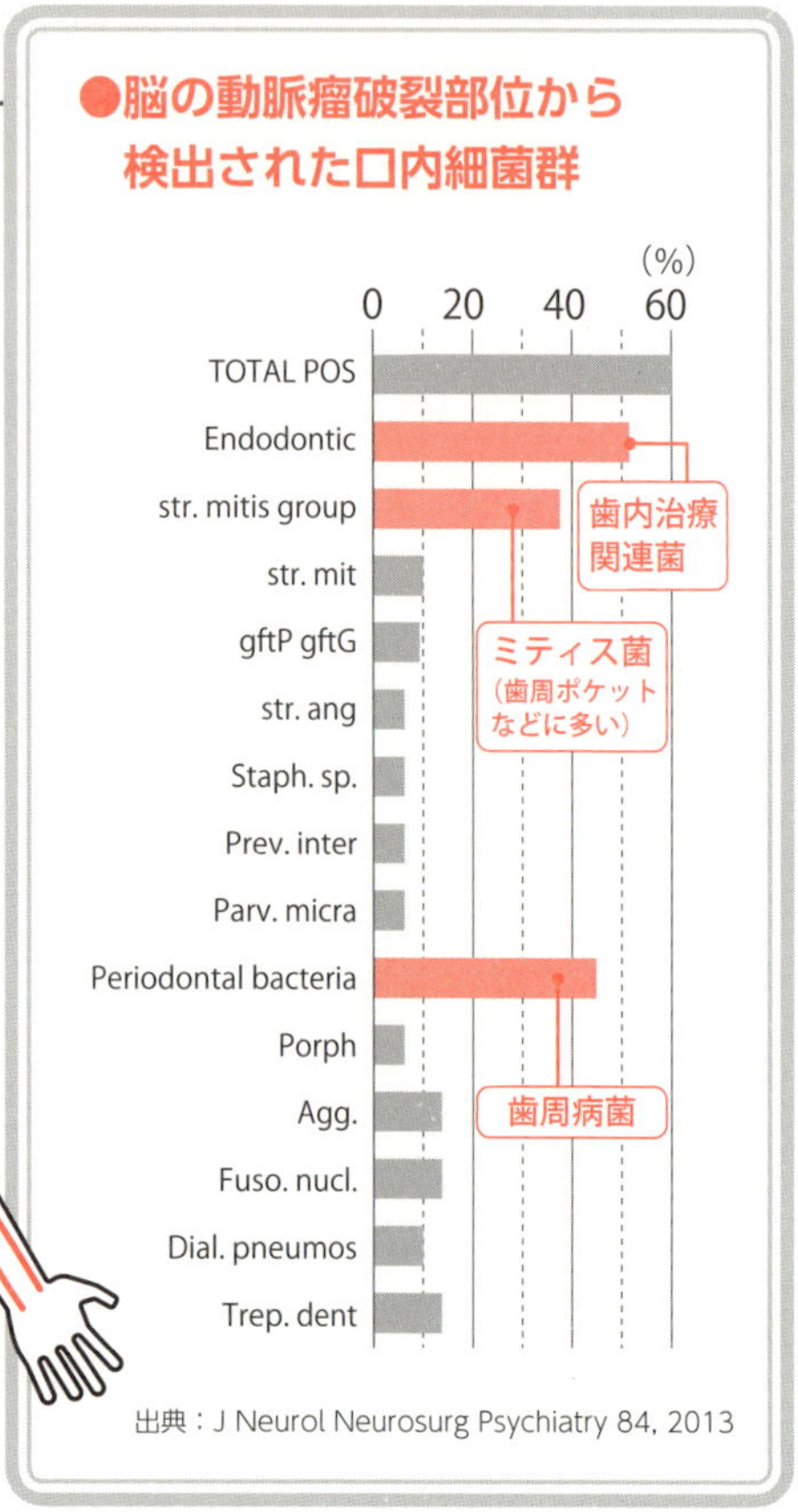

Sm= ストレプトコッカス・ミュータンス
Pg =ポリフィロモナス・ジンジバリス
Tf =タンネレラ・フォーサイシア
Td =トレポネーマ・デンティコーラ
Cr =カンピロバクター・レクタス
Pi =プレボテラ・インターメディア
Pn= プレボテラ・ニグレセンス

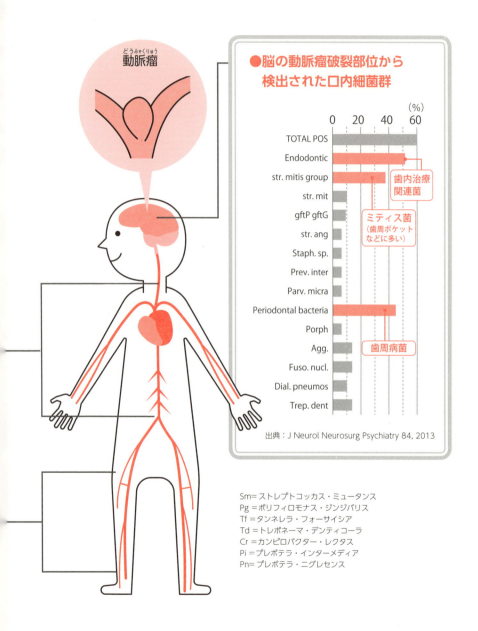

● 血管病変から見つかった口内の細菌 ●

●頸動脈の狭窄と大動脈瘤の患者の口内と病変部のアテロームプラークから見つかった細菌

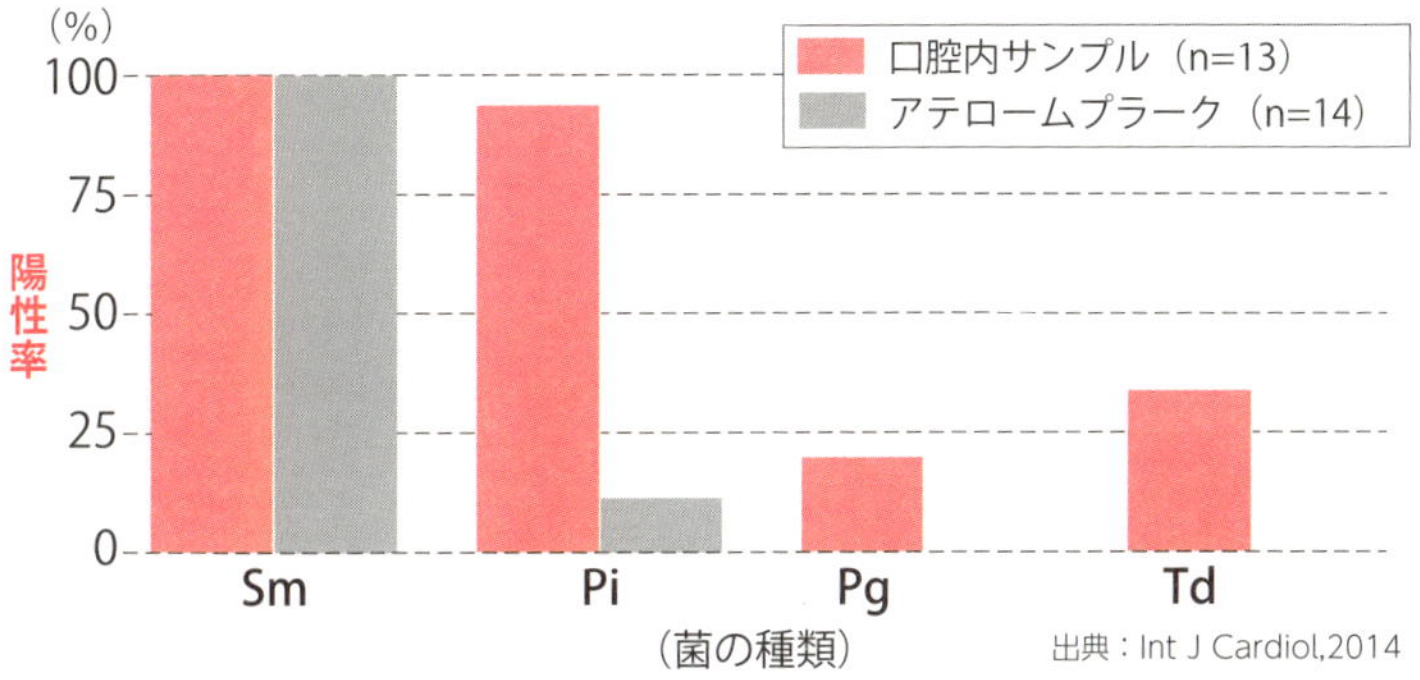

出典：Int J Cardiol,2014

● 足の動脈と口内にいる細菌が一致

被験者番号	歯周炎の重症度	切断した動脈の細菌	口腔から検出された細菌
患者 1	C	Td	Tf. Td. Cr. Pn
患者 2	B	Td. Cr	Pg. Tf. Td. Cr. Pi. Pn
患者 3	C	Tr. Td. Cr. Pn	Pg. Tf. Td. Cr. Pi. Pn
患者 4	C	Td. Cr. Pi	Pg. Tf. Td. Cr. Pi
患者 5	C	Pg. Td. Cr. Pn	Pg. Tf. Td. Cr. Pi. Pn
患者 6	B	Tf. Td. Pi	Pg. Tf. Td. Cr. Pi. Pn
患者 7	C	Pg. Td. Cr. Pi	Pg. Tf. Td. Cr. Pi. Pn
患者 8	D	Pg. Td. Cr	Pg. Td. Cr
患者 9	C	Pg. Td	Pg. Tf. Td. Cr. Pi. Pn
患者 10	B	Td	Pg. Tf. Td. Cr. Pn
患者 11	C	Pg	Pg. Tf. Td. Cr. Pi
患者 12	C	None	Pg. Tf. Td. Cr. Pi. Pn
患者 13	B	Td	Pg. Tf. Td. Cr. Pi. Pn
患者 14	C	Td	Pg. Tf. Td. Cr

出典：Journal of Vascular Surgery 42,2005

問題は歯周病菌がまねく慢性炎症

じわじわ続く炎症が血管を傷めつける

それにしても、歯原性菌血症と血管病変との間には、どんなつながりがあるのでしょうか？　両者のつながりを理解するうえで欠かせないのが「慢性炎症」という現象です。炎症とはなにかについては先にも触れましたが、もう少し踏み込んでみていきましょう。

私たちのからだには細菌やウイルスなどの異物や死んでしまった自分の細胞など、そのままにしておくとからだに害があるものを排除していくしくみが、備わっています。この働きを免疫といいます。免疫細胞といわれるさまざまな生体内成分が、異物を排除しようと働くことで炎症が生じます。異物を排除するために免疫細胞がふりまく「活性酸素」が、異物だけでなく正常な組織にもダメージを与えることで炎症が生じるのです。

炎症は「発赤《ほっせき》、熱感《ねっかん》、腫脹《しゅちょう》、疼痛《とうつう》、機能障害」といった症状を伴います。これを炎症の5徴候といっています。ただし、これらの5徴候はつねに同じように現れるわけではありません。強力な敵であれば戦いは激しくなって炎症は急激に強まりますが、敵を倒せばすみやかに戦闘は終了し、炎症も鎮まります。こうした短期決戦の戦いが起きる急性炎症は、一時的に激しい症状を示しますが、通常、長くは続きません。

しかし、戦う相手が、それほど強くはないがしぶといという場合には、炎症はそれほど強くはなりません。5徴候の現れ方も弱いものになります。弱い炎症がダラダラ続く状態を慢性炎症といいます。症状は弱くても炎症はいつまでもおさまらず、知らず知らずのうちに組織のダメージが進んでいきます。これといった症状もなく発症し、進行していく生活習慣病の多くは、この慢性炎症が大きな要因となっていることがわかってきています。

血液中に「強くはないがしぶとい敵」が入り込んでしまうと、血管内のどこかに付着して慢性炎症が生じ、病変がつくられていくおそれが高まります。血管は全身にはりめぐらされていますから、どこにどんな病気として発症するかわかりません。

細菌がもつ2つの毒素

じつは、慢性炎症の原因となる「しぶとい敵」に相当するのが歯周病菌の仲間なのですが、どこがどう「しぶとい」というのでしょうか？　順にみていくことにしましょう。

歯周病菌をはじめとする病原性の細菌は、「毒」をもっています。悪玉菌の悪玉たるゆえんです。細菌がもつ毒は、「外毒素」と「内毒素」の2つに大別されます。外毒素は細菌内部でつくられ外に放出される毒で、エキソトキシンといわれます。これに対し、細菌の構成成分の一部であり、細菌が壊れたときに出てくる毒が内毒素で、これをエンドトキシンといいます。

2つの毒は名前が対照的であるだけでなく、悪さのしかたも違います。外毒素＝エキソトキシンは毒性が高く、急性炎症を引き起こすもとになります。一方の内毒素＝エンドトキシンは比較的毒性が弱いのですが、それがかえってやっかいな慢性炎症を引き起こすもとになります。

口内の悪玉菌は、エキソトキシンをもつものと、エンドトキシンをもつものの2つに分けられます。代表的な虫歯菌、ミュータンス菌を含む連鎖球菌グループは、外毒素であるエキソトキシンをもつもの。エンドトキシン、つまり内毒素をもつのが歯周病菌のグループです。エンドトキシンの本体は脂質と糖質が結びついたリポ多糖（ＬＰＳ）で、歯周病菌の細胞壁を構成する成分でもあります。

虫歯菌と歯周病菌は「毒」のタイプが違う

虫歯菌を含む連鎖球菌グループがもつエキソトキシンは、毒性が高いという性質上、急激な炎症を生じさせます。エキソトキシンによって引き起こされる恐ろしい病気のひとつに、感染性心内膜炎があります。心臓の内側の膜や弁膜に感染が生じ、細菌が増殖してで

外毒素と内毒素

外毒素＝エキソトキシン＝虫歯菌グループ	内毒素＝エンドトキシン＝歯周病菌グループ
急性炎症を起こしやすい	**慢性炎症の原因になりやすい**
●毒作用が強力な菌もいる ●熱で活性を失う ●ホルマリンで無毒化される	●毒作用が比較的弱い ●耐熱性がある ●ホルマリンで無毒化されない

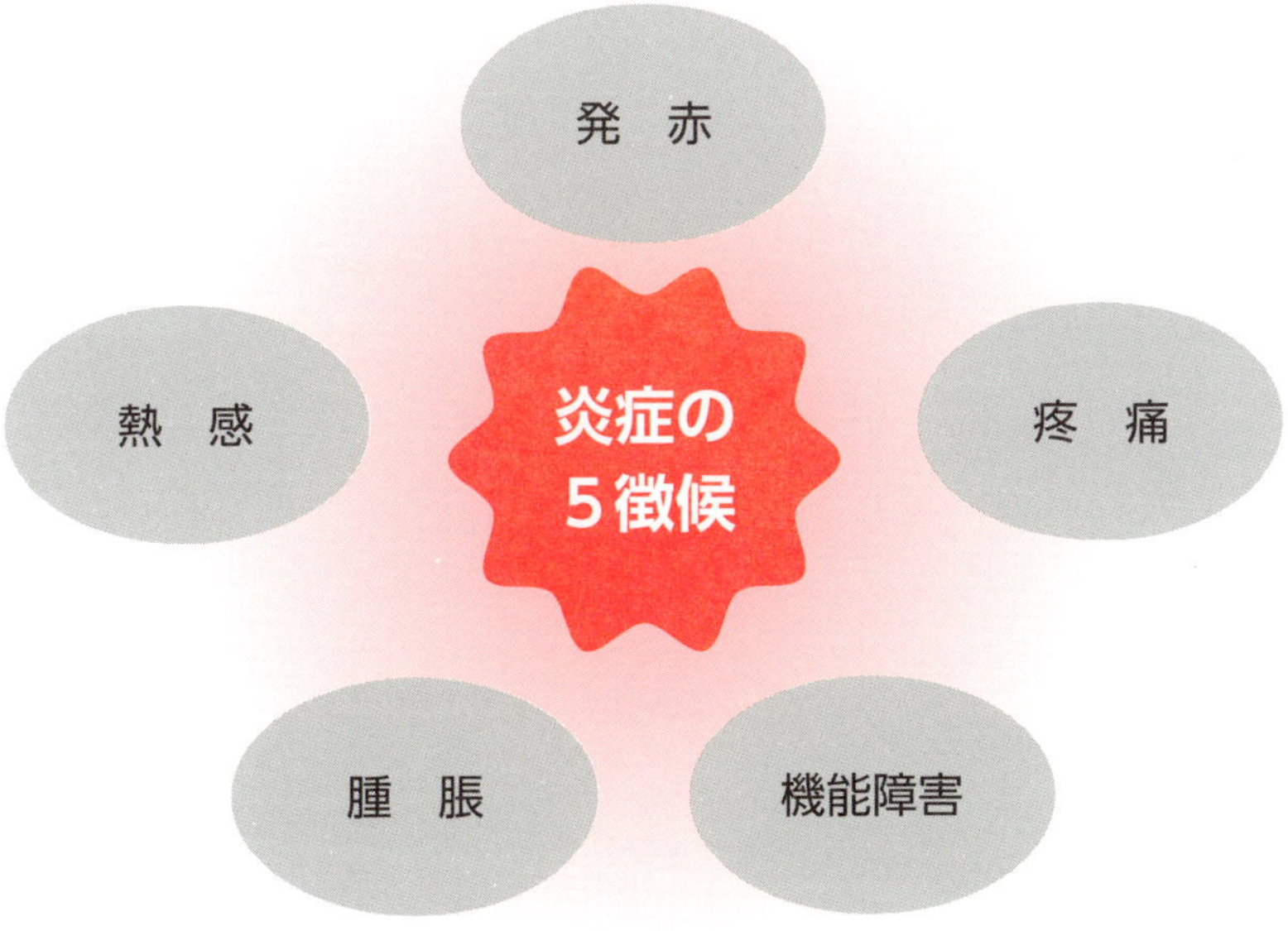

きた病巣が心臓の動きを妨げたり、病巣のかたまりが血流に乗って流れ出し、あちらこちらの血管をふさいでしまったりすると治療する間もなく絶命に至ることもあります。

頻繁に起きる病気ではないとはいえ、油断はできません。歯科治療で抜歯したあと、抗生物質を処方されたことがある人も少なくないでしょう。歯を抜いたあとにできる歯ぐきの大きな傷は、細菌が血管内に入り込む絶好の入口になってしまいます。このような医療的処置に伴う菌血症が感染性心内膜炎へとつながるおそれもあるため、抗生物質（抗菌薬）の服用がすすめられているのです。

一方で、抗生物質の乱用による耐性菌の出現も問題になっていますので、予防的な利用は慎むべきではないかという考え方もあります。

ところがイギリスでは、抜歯時におこなってきた連鎖球菌用の抗菌薬投与を、2008年以降、「必要ないもの」として、心内膜炎予防のガイドラインを変更したところ、その年を境に、感染性心内膜炎の患者数がイギリス全土で増えるという事態を引き起こしてしまったと報告されています。その報告結果を受け再解析したところ、抗菌薬の事前投与は感染性心内膜炎を予防するのに効果的であるとわかりました。

そのような例もありますが、エキソトキシンによる急性炎症は、発症を予測して予防的な対応をとることはできますし、防げなかった場合には、強い症状が現れるので放置され

感染症心内膜炎の発生数と発症率

予防のための抗菌薬使用の減少（イギリス）

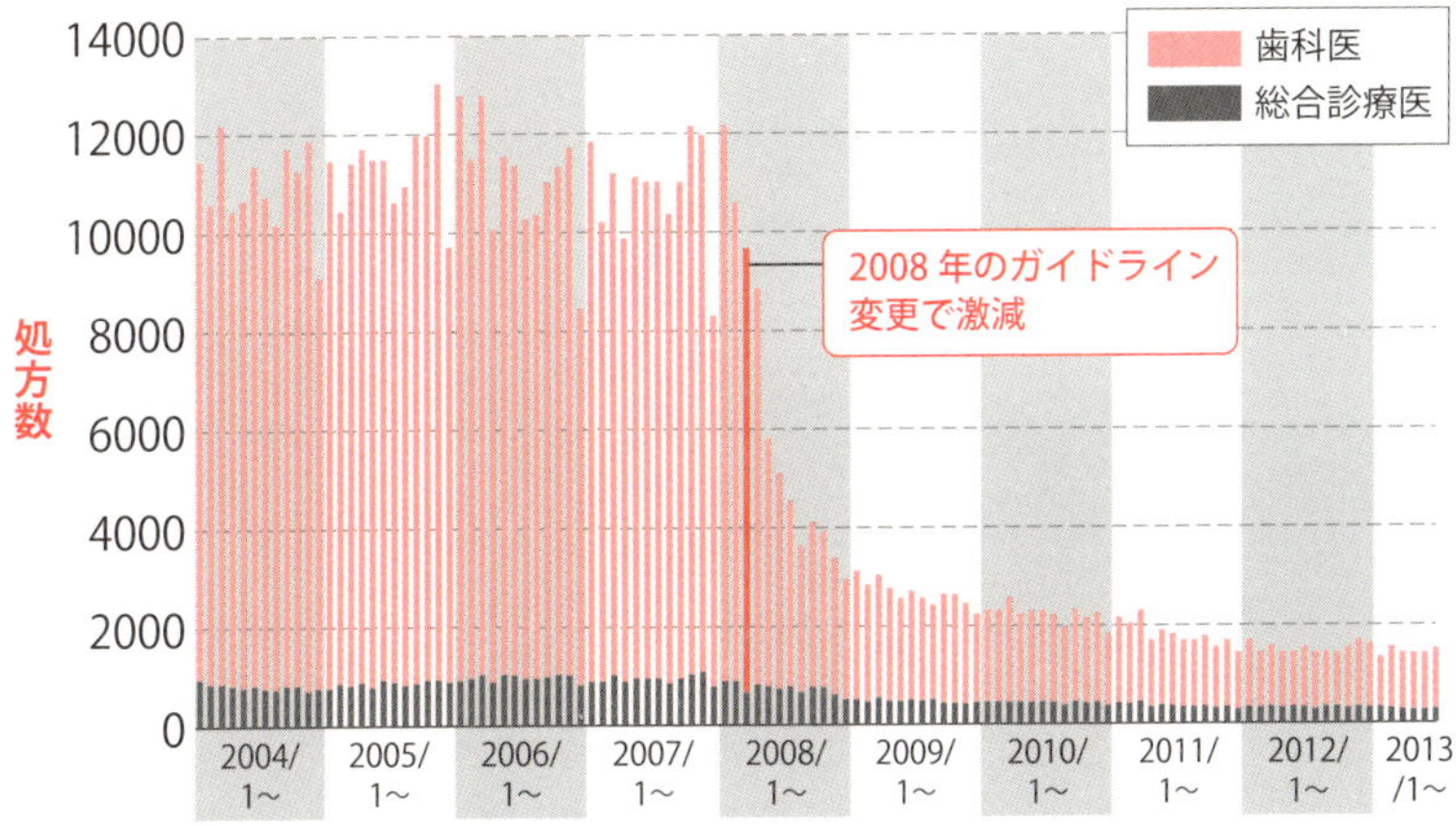

出典：Lancet 2014

イギリスにおける感染性心内膜炎の増加

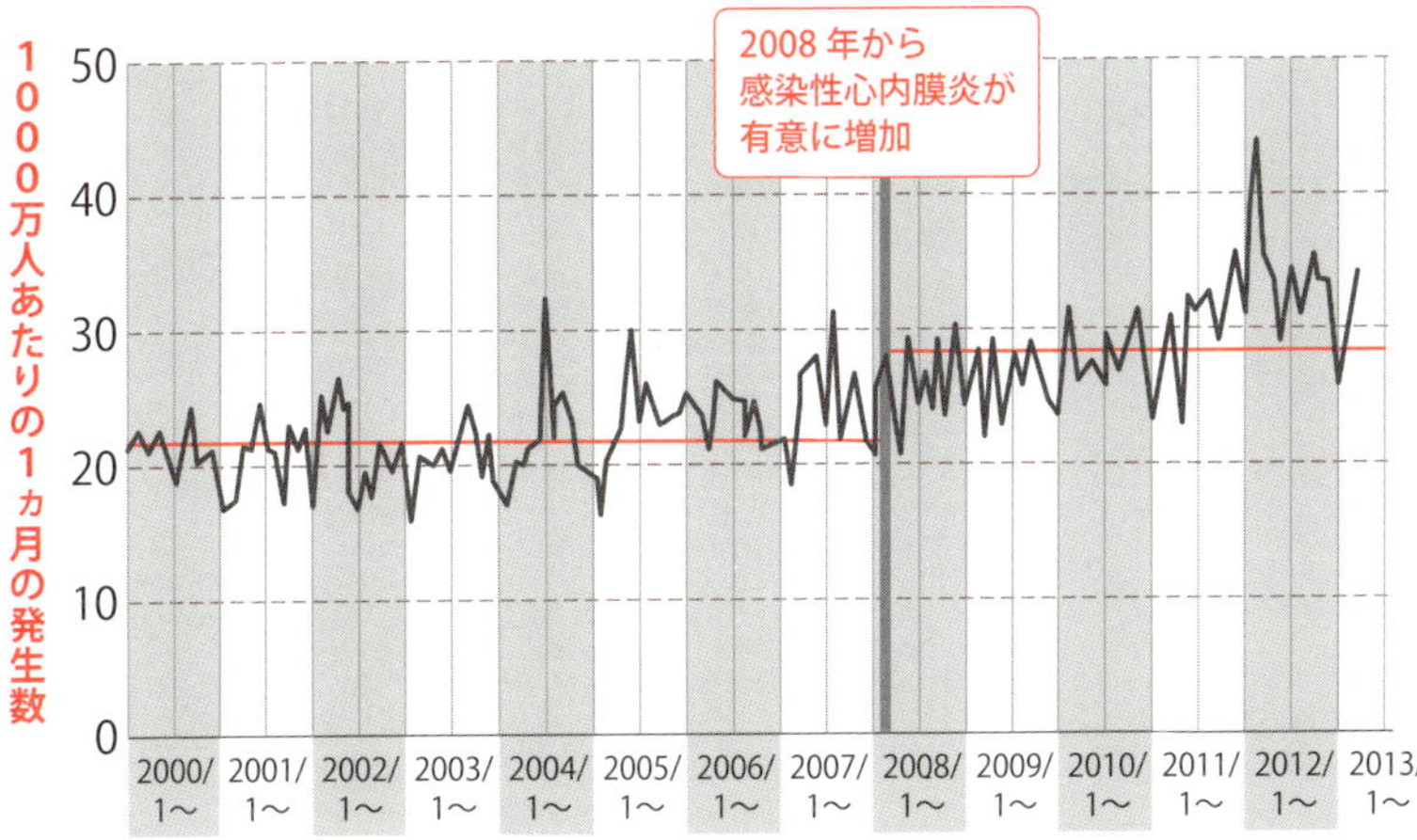

出典：Lancet 2014

るということはまずありません。むしろ問題は、エンドトキシンのほうです。歯周病菌グループがもつ内毒素、エンドトキシンは外毒素に比べると毒性は弱めです。しかし、弱いから問題ないのかというと、まったくそんなことはありません。血液中に歯周病菌が入り込んで歯原性菌血症の状態に陥ると、とくに自覚症状も起きないまま、どこかで慢性炎症がくすぶり続け、じわじわと血管を傷め続けます。その結果、生活習慣病といわれるようなさまざまな病気を引き起こすことになります。

エンドトキシンはまさに「強くはないがしぶとい敵」そのものです。歯周病だけでなく、エンドトキシンによる歯原性菌血症もまた、気づかぬうちに進行していく「サイレント・ディジーズ（静かな病気）」といえます。

歯原性菌血症がさまざまな病気につながっていく

菌血症がアテローム性動脈硬化をつくる

血管病変のなかで、だれにでも起こりうる動脈の老化は、さまざまな生活習慣病にかかわる大きな問題です。あらゆる臓器は動脈を流れる酸素と栄養がたっぷり含まれた血液によって養われていますから、交通路となる動脈がダメージを負い、血液の流れに問題が生

動脈硬化の種類

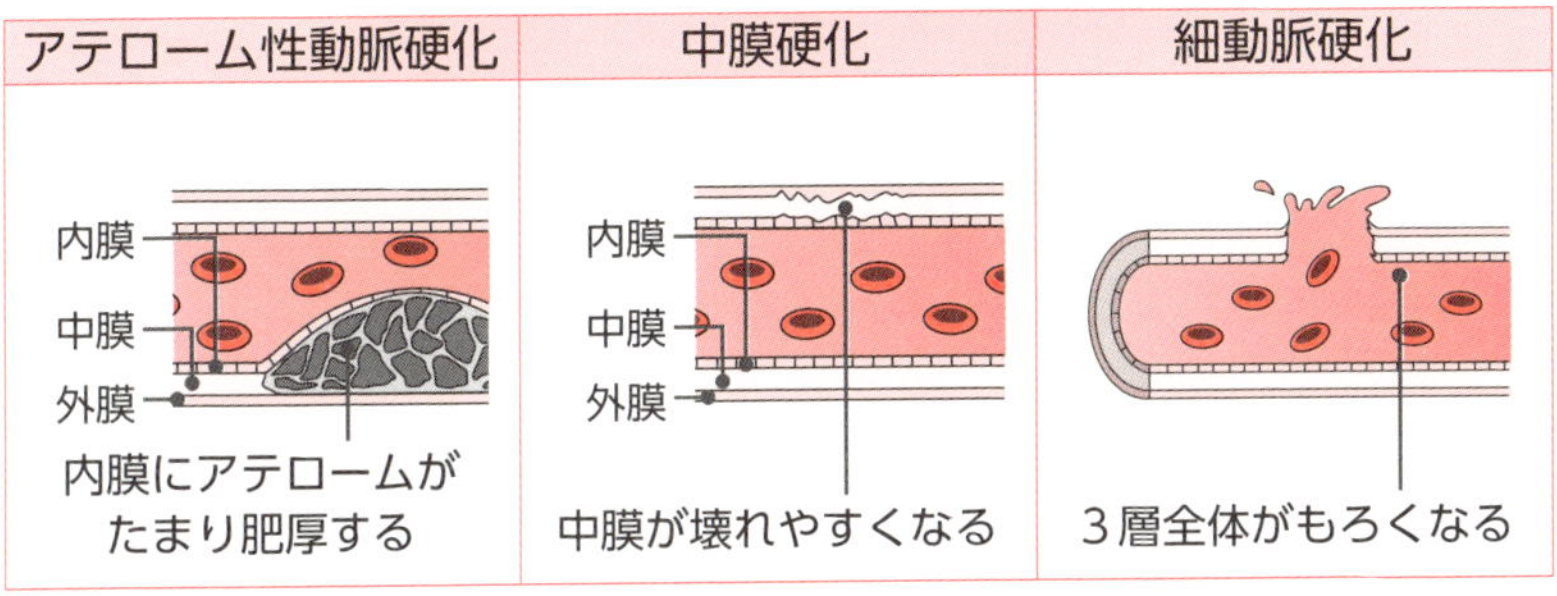

じるようなことがあれば、からだのあちこちでトラブルが起きてしまうおそれがあります。

　動脈の老化は、動脈硬化というかたちで現れます。動脈硬化にはいくつかの種類がありますが、もっともよくみられるのはアテローム性動脈硬化です。アテロームは日本では粥腫《じゅくしゅ》といわれます。まさにおかゆのようにぐじゅぐじゅとした塊です。血管壁の内側にアテローム性プラーク（ここでいう「プラーク」は、もちろん歯垢ではなく沈着物というような意味で用いられます）がたまり、大きくなっていくことで、血管のしなやかさが失われていくのです。

　アテローム性動脈硬化を進める要因として、一般的には高血圧や高コレステロール、高血糖、喫煙などが挙げられます。なかでも「悪玉コレステロール」と呼ばれるＬＤＬは、長い間「これこそが動脈硬化の犯人だ」と思われてきました。動脈硬化を起こした血管から、たくさんのＬＤＬが見つかるからです。

しかし、近年、「もっと悪いヤツ」がほかにいるとわかってきています。血管の内壁に定着する細菌、あるいは細菌の成分であるエンドトキシンです。歯周病菌などが血液にのってやってきて、血管内皮細胞に付着すると、血管内膜に炎症が起きます。炎症による血管の損傷を修復するために、細胞膜の材料となるコレステロールを届けに来るのがＬＤＬです。ところが現場ではなかなか炎症がおさまりません。エンドトキシンというしぶとい敵を相手に、免疫細胞が活性酸素などを出しながら戦い続けているからです。

とばっちりを受けるのは、そこに居合わせたＬＤＬです。敵を倒すための「流れ弾」にあたって酸化した結果、免疫細胞に「おまえも敵！」と認識されるようになってしまいます。そこで免疫細胞の一種であるマクロファージ（貪食細胞《どんしょくさいぼう》）が集まってきて酸化したＬＤＬを食べ始めるのですが、分解しきれないまま、やがてマクロファージは死んでいきます。その死骸が内皮細胞の下にたまり続けた結果、アテローム性プラークができていくのです。

血管の内皮細胞に傷がついていれば、細菌やエンドトキシンは付着しやすくなります。その意味で、血管に負担をかけ続ける高血圧や高血糖などは、動脈硬化と密接なかかわりがあるのは確かです。しかし、真の原因ともいえる血管の慢性炎症は、菌血症がもたらすものです。つまり歯周病菌や、歯周病菌がもつエンドトキシンの存在が、慢性炎症を引き起こしているのだと考えられます。

血栓ができれば、心筋梗塞や脳梗塞が心配

アテローム性動脈硬化が進むと、血管はしなやかさを失っていきます。血流量を増やす必要があるときには血圧が上がります。しなやかな血管であれば血圧が上がるほどふくらんで、血流量は増えます。硬化した血管はこうはいきません。血管のふくらみは小さく、十分な血流を確保しにくくなったり、血管の一部がコブのようにふくらんだまま戻らず、動脈瘤ができてしまったりすることもあります。

さらに、アテロームが増大すると、血栓ができやすくなるという困った事態も引き起こされます。アテロームの一部が破れると、そこに血小板が集まってきます。血小板がかたまりをつくり血栓となります。大きくなった血栓がはがれて血液中に流れ出し、どこか別の場所で血管をふさいでしまえば「血栓症」が生じます。血管が詰まって血液の流れがストップしてしまうと、その周辺の組織は壊死《えし》してしまうのです。

心臓の血管が詰まれば心筋梗塞が、脳の血管が詰まれば脳梗塞が起きてきます。もっと細い血管や毛細血管がふさがれることもあります。脳の毛細血管の一部がつまり、認知機能が低下していく事態も起こりえます。さまざまな病気のもとをたどると、歯原性菌血症

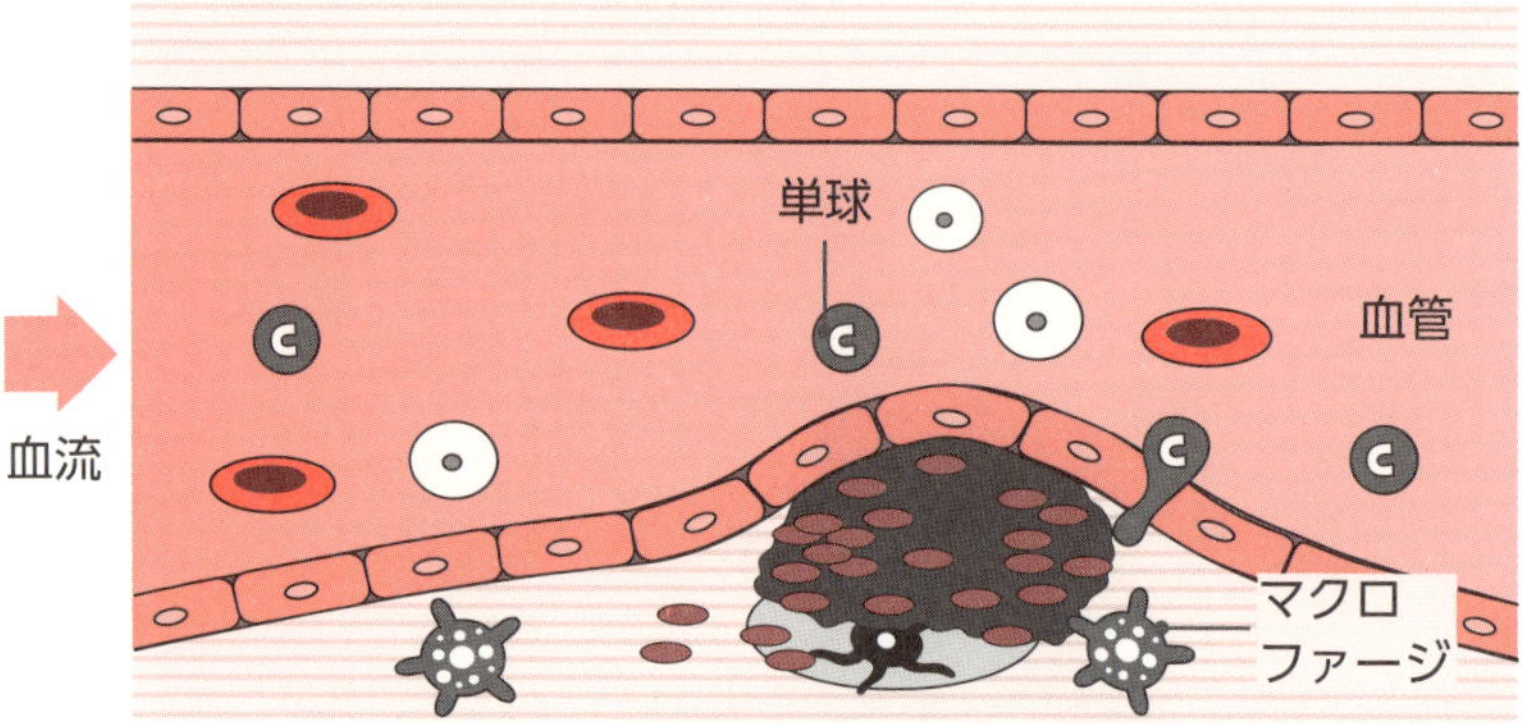

3 酸化して異物になったLDLを食べにマクロファージ（貪食細胞）が集まりだし、アテローム性プラークができる

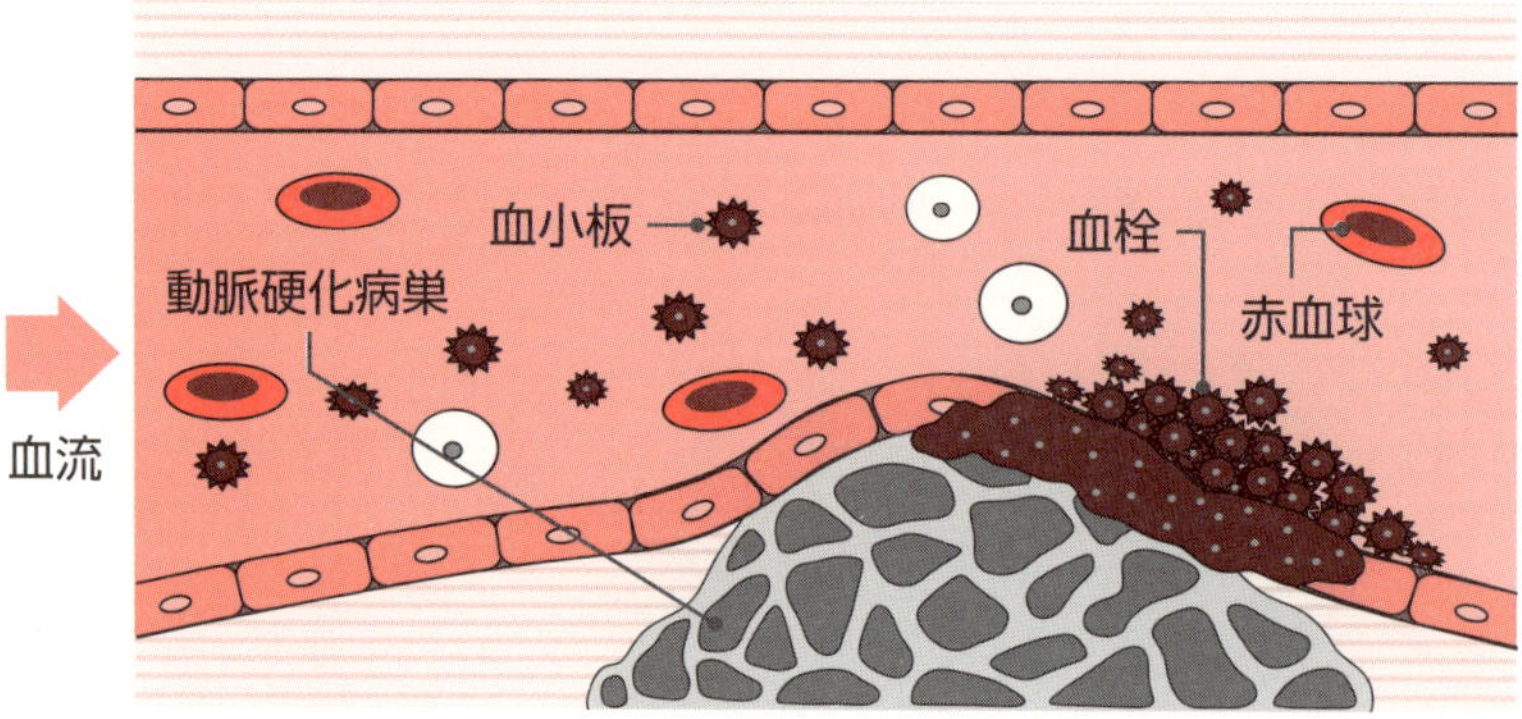

4 アテロームプラークが破れると血小板が集まり、血栓ができる。別の場所に飛んでいくと血栓症を起こす

菌血症と動脈硬化、血栓の関係

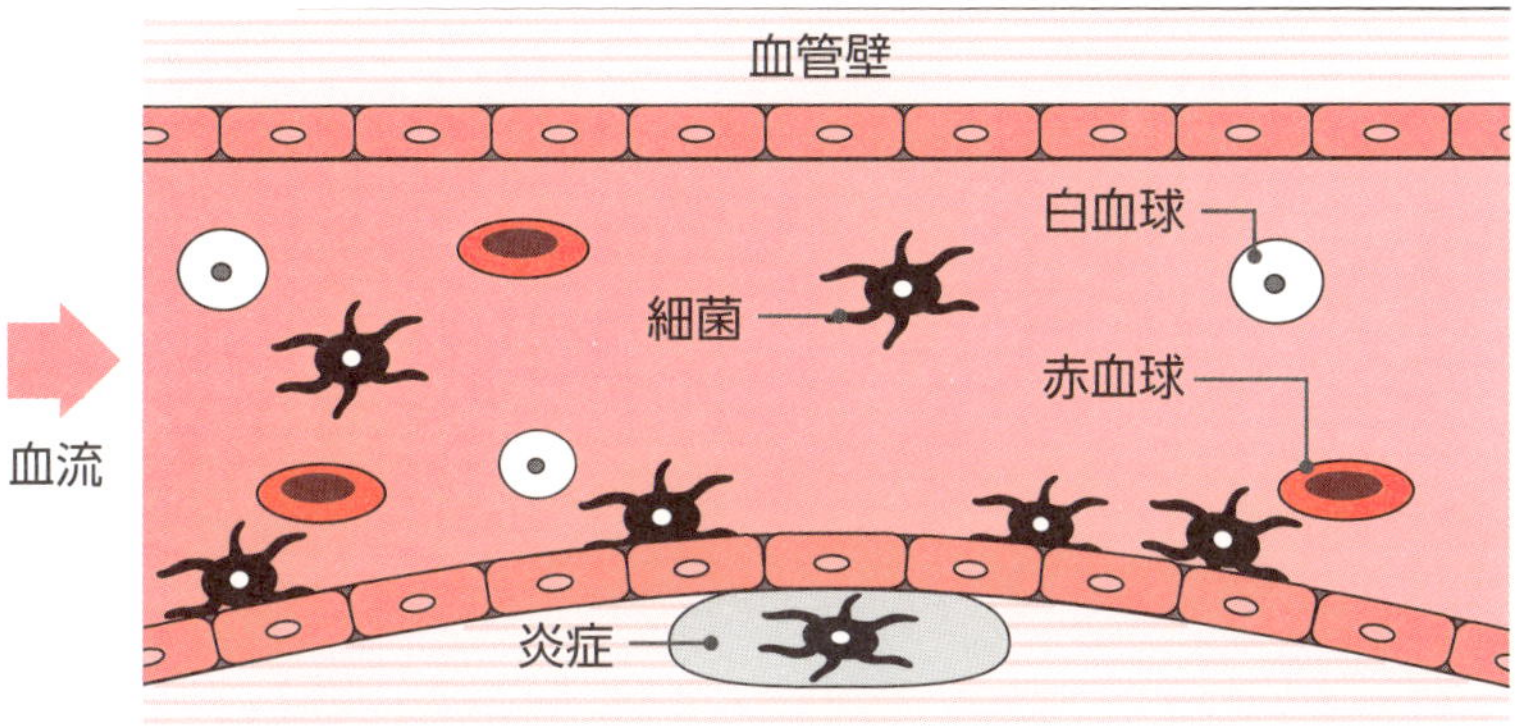

❶ 血管に入り込んだ細菌が血管の内壁に定着。
炎症が起きる（菌血症）

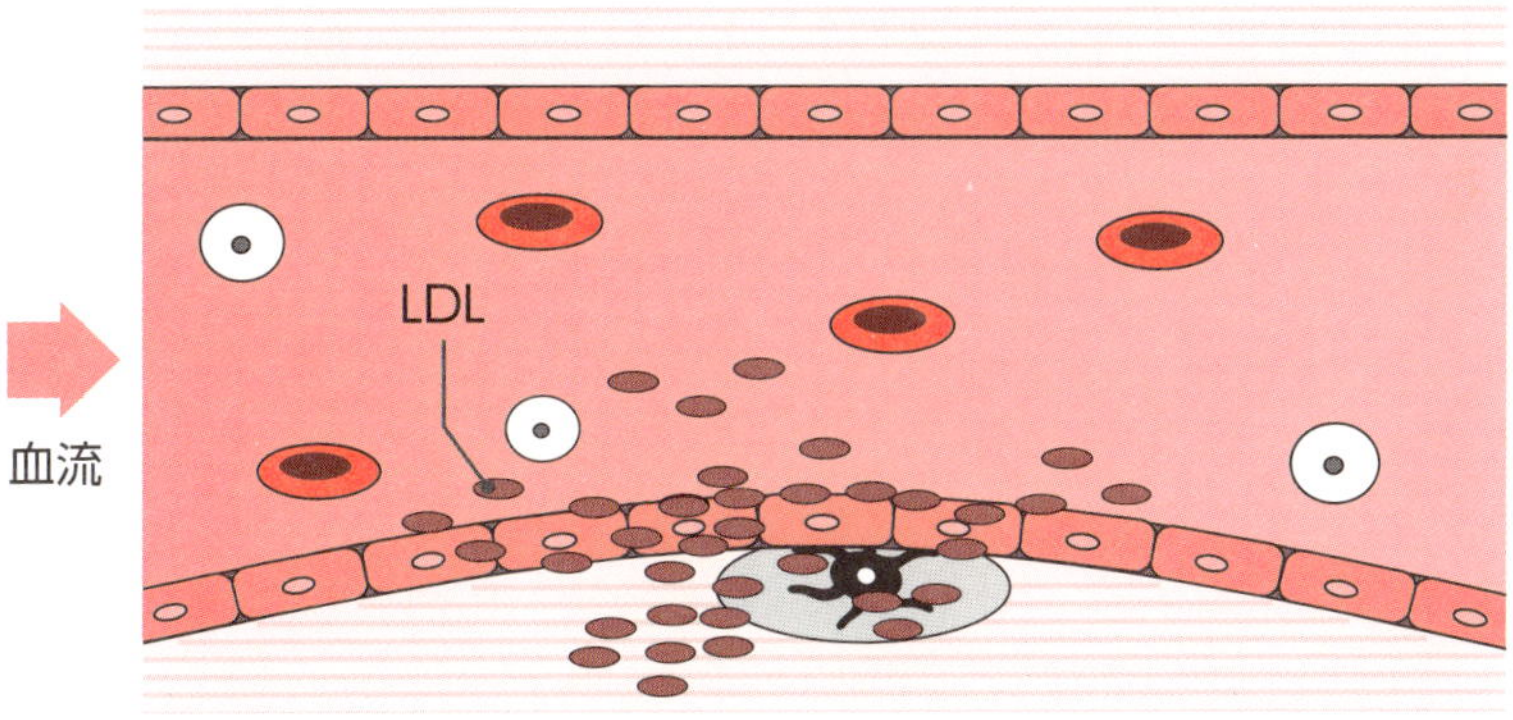

❷ 血管の損傷を修復するために材料（コレステロール）
を運んできたLDLが活性酸素によって酸化される

が引き起こす慢性炎症が隠れているのです。

糖尿病、腎臓病との悪循環

血管にダメージを与える要因のひとつになる高血糖は、血液中に含まれるブドウ糖の量が多い状態をいいます。高血糖の状態になりやすい病気が糖尿病ですが、糖尿病もまた歯周病と深い関係があります。

歯周病菌による慢性炎症をくい止めるために免疫が働き出すと、サイトカインといわれる物質が分泌されるようになります。このサイトカインが、血糖をコントロールするために重要なインスリンというホルモンの働きを邪魔することで、血糖値が下がりにくくなるのです。高血糖が続き血管のダメージが強まると、歯肉の血流も悪化して歯周病の状態は悪化しやすくなります。互いが互いの状態を悪化させていく悪循環に陥りやすいのです。

また、腎臓は血液を濾過してきれいにする器官なので、血液中に細菌や細菌の毒素がまじっていれば、腎臓の負担も増してしまいます。糖尿病で血糖コントロールがうまくいっていない場合は、腎臓の毛細血管にもダメージがおよび、腎機能の低下が起こりやすくなります。こうなると、菌血症の状態はますます悪化し、さらに腎臓の負担が増えるという事態も起きてきます。

菌血症と糖尿病、腎臓病の関係

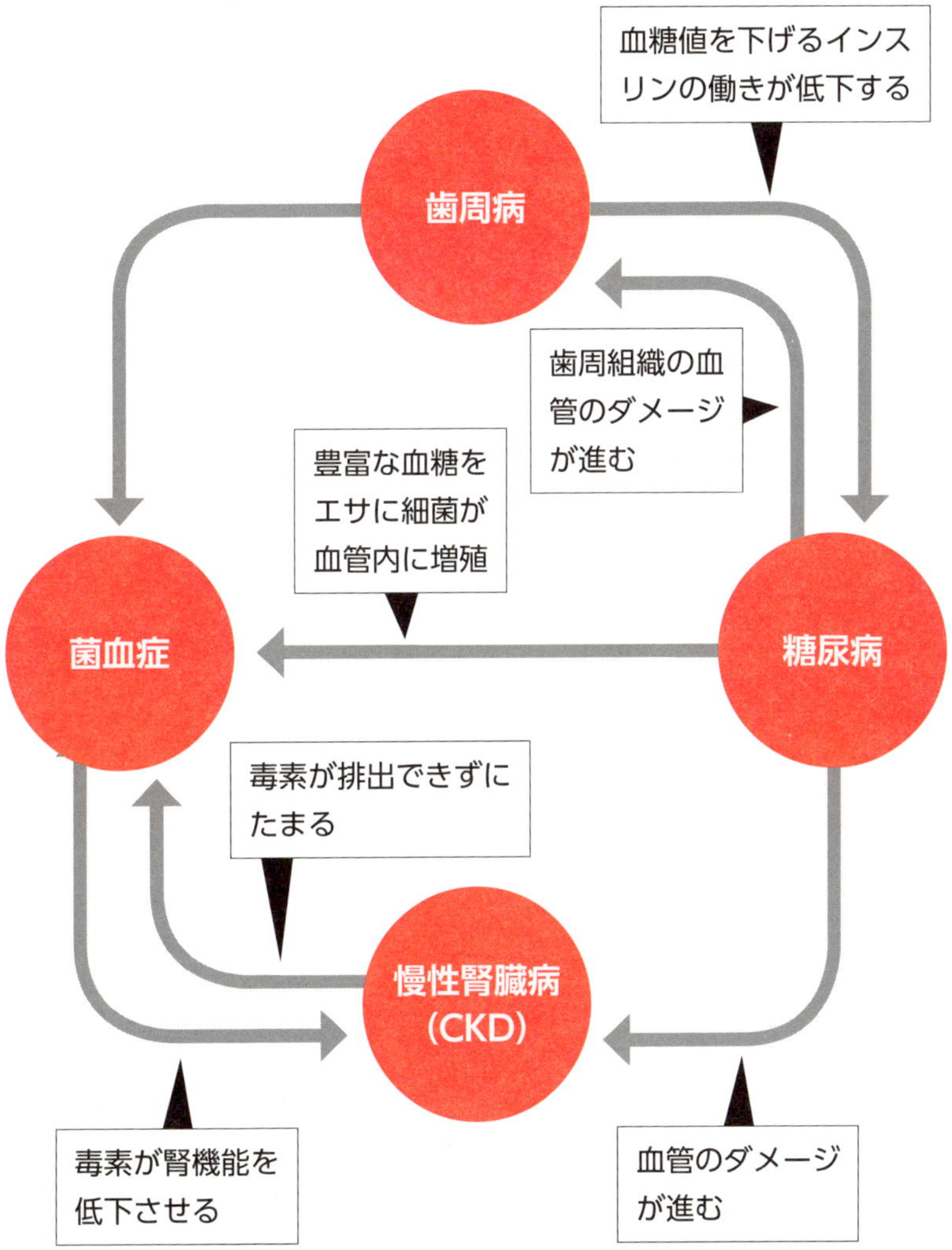

腎機能が慢性的に低下した状態を慢性腎臓病（CKD）といいます。人工透析が必要になるほど慢性腎臓病が進んでしまう原因として、近年、もっとも多いのが糖尿病です。

透析治療にかかる費用は日本全体で一兆円をはるかに超えるともいわれています。人工透析の患者さんを増やさないためにも、歯原性菌血症を防ぎ、糖尿病や、糖尿病の進行による慢性腎臓病の悪化を防ぐことが必要とされているのです。

がんに関係する遺伝子がかく乱される

血管病変とは直接関係はないとされる病気も、歯周病菌との関連を示す報告が相次いでいます。

● 菌血症とがんの関係 ●

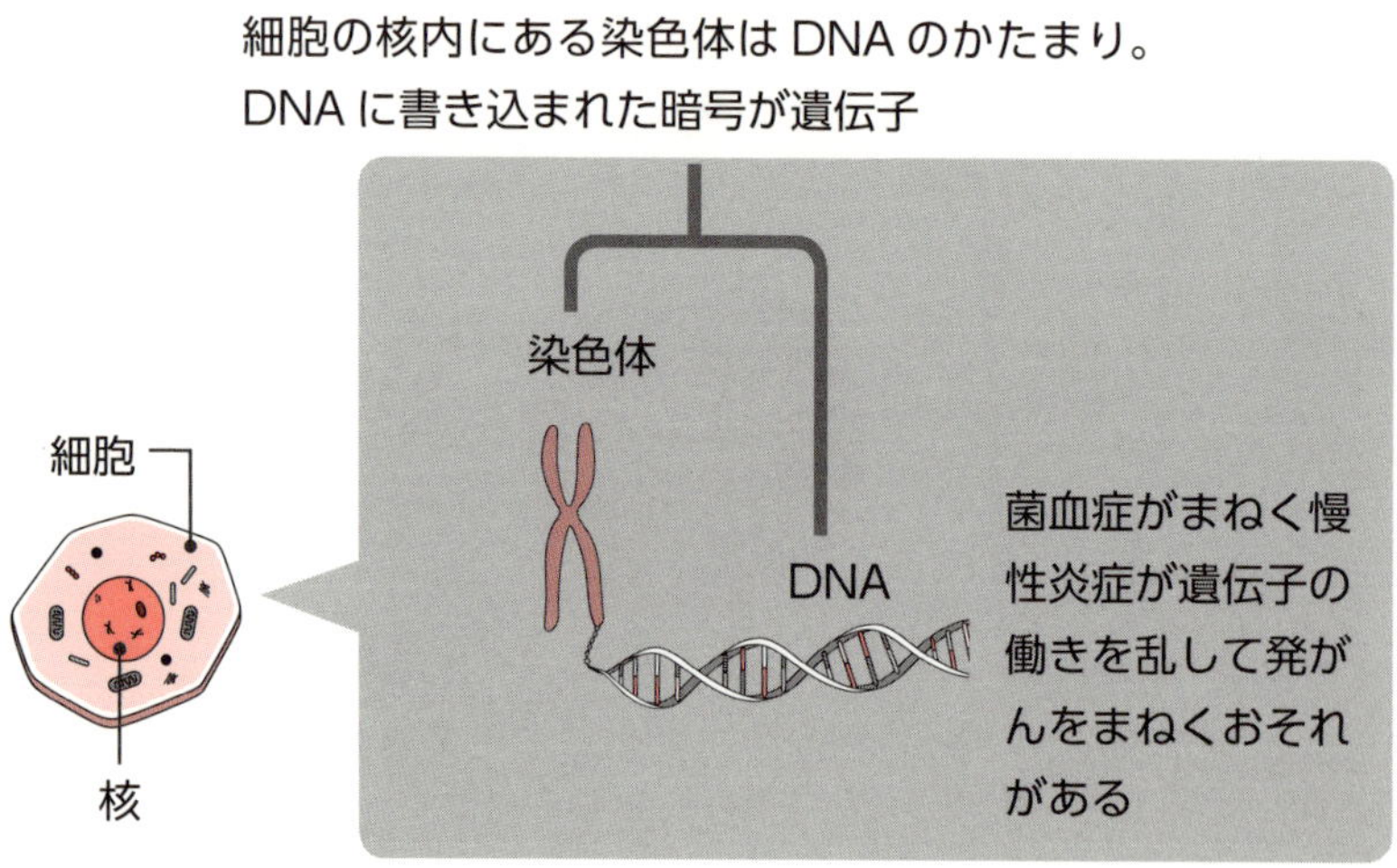
細胞の核内にある染色体はDNAのかたまり。
DNAに書き込まれた暗号が遺伝子
細胞
核
染色体
DNA
菌血症がまねく慢性炎症が遺伝子の働きを乱して発がんをまねくおそれがある

たとえば日本人の死因第1位の座を占めるがんについて、新たな事実がわかってきています。がんは、発がん性物質や紫外線、ウイルスなどが原因で正常な細胞の遺伝子が傷つき、不死の細胞へと変異することで生じる病気とされてきました。そうした現象ももちろんあるのですが、近年、慢性炎症によって細胞のがん抑制遺伝子が働かなくなったり、逆にがんの発生にかかわる遺伝子が発現しやすくなったりすることも、がん化をまねく大きな要因になっていることが明らかになってきているのです。

遺伝子の本体であるＤＮＡは、ふだんは折り畳まれた状態で細胞の核内に存在しています。ＤＮＡを折り畳むために使われるヒストンというたんぱく質が、慢性炎症によって変化を起こすことで、がん関連遺伝子のスイッチが入ったり、切れてしまったりすることが、発がんに影響するのだと考えられています。

歯周病菌による菌血症が引き起こす慢性炎症が、がん化を促進するひとつの要因である可能性もあるわけです。

アルツハイマー型認知症とも関連する!?

高齢社会の今、大きな問題になっている認知症は、脳の血管病変の影響で生じることもありますが、より大きな割合を占めているのはアルツハイマー型認知症です。

● 菌血症とアルツハイマーの関係 ●

死後、脳内から歯周病菌
（ジンジバリス）のLPSが検出された人の割合

アルツハイマー型	非アルツハイマー型
40% **（10人中4人）**	**0%** **（10人中0人）**

出典：Journal of Alzheimer's Disease 2013

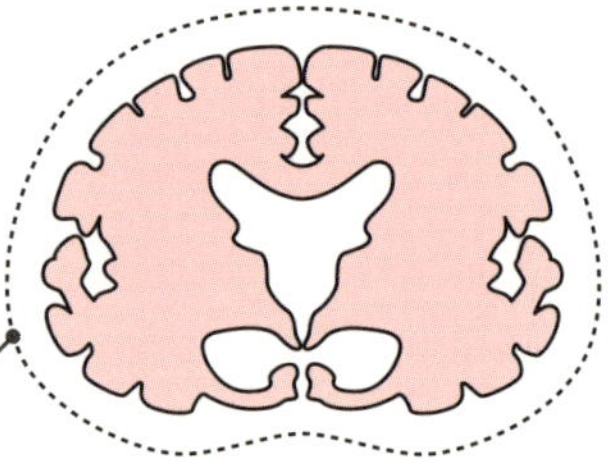

歯周病菌のもつ毒素で
β-アミロイドが沈着
しやすくなる

出典：journal of Neuroinflammation 2012,9:197

発症前後に歯周病菌が侵
入した痕跡がみられる

アルツハイマー型認知症と歯周病菌の血清抗体価を調べたケンタッキー大学の研究による
出典：Alzheimer Dement 2012, May 8 :196-203

アルツハイマー型認知症で亡くなった人の脳からは、歯周病菌のなかでもとくに凶暴なポリフィロモナス・ジンジバリスの内毒素であるＬＰＳが高い頻度で検出されています。一方、アルツハイマー型認知症ではない人からは、まったく検出されなかったと報告されています。

また、アルツハイマー型認知症が発症する前後で、ポリフィロモナス・ジンジバリスやトレポネーマ・デンティコーラ（例の３つのレッドコンプレックスのうちの２つです）に対する血清抗体値が上がるという報告もあります。

マウスの実験では、歯周病菌の内毒素をマウスの血中に注入すると、脳にβ-アミロイドが沈着しやすくなることがわかっています。β-アミロイドは、アルツハイマー型認知症の脳にみられる沈着物ですから、歯周病による歯原性菌血症が高齢者の脳機能になんらかの影響を与えていることは、ほぼ確実といってもよさそうです。

関節リウマチも歯周病と深く関係している

日本で60万人の患者さんがいると推定されている関節リウマチも、菌血症が原因のひとつではないかと考えられています。関節リウマチは自己免疫疾患のひとつで、関節をつつむ滑膜に慢性的な炎症が生じ、ひどくなると骨や軟骨までも破壊されていく病気です。自分自身の組織である滑膜を標的に免疫が攻撃をしかけるため、炎症がなかなかおさまらないのです。

滑膜という自己組織を敵とみなすようになる過程にも、歯周病菌の関与が疑われています。ここでもまた、登場するのは極悪細菌、ポリフィロモナス・ジンジバリスです。この極悪細菌は、生体のペプチド中のアルギニンをシトルリンに変換する酵素、ＰＰＡＤをもっています。ちなみに、アルギニンやシトルリンはアミノ酸の種類で、アミノ酸がつながったものがペプチドです。たんぱく質もアミノ酸のかたまりですが、たんぱく質よりアミノ酸量が少ないものはペプチドといわれます。

アミノ酸の配列が変わってしまえば、もはや自己ペプチドとは認識されなくなります。こうして変化した非自己ペプチドが、全身の各所で自己免疫疾患を引き起こすのではないかと考えられるようになってきています。

関節リウマチの患者さんは、ＰＰＡＤに対する抗体が非常に多いことが確かめられています。抗体は免疫が働く際、排除しようとする相手にあわせてつくられる武器なようなものので、抗体が多いということは、それだけ多くのＰＰＡＤが存在していたこと、つまりは極悪歯周病菌がいたことを示します。

また、関節リウマチの患者さんの膝関節滑液からは、関節リウマチではない人とくらべ

菌血症と関節リウマチの関係

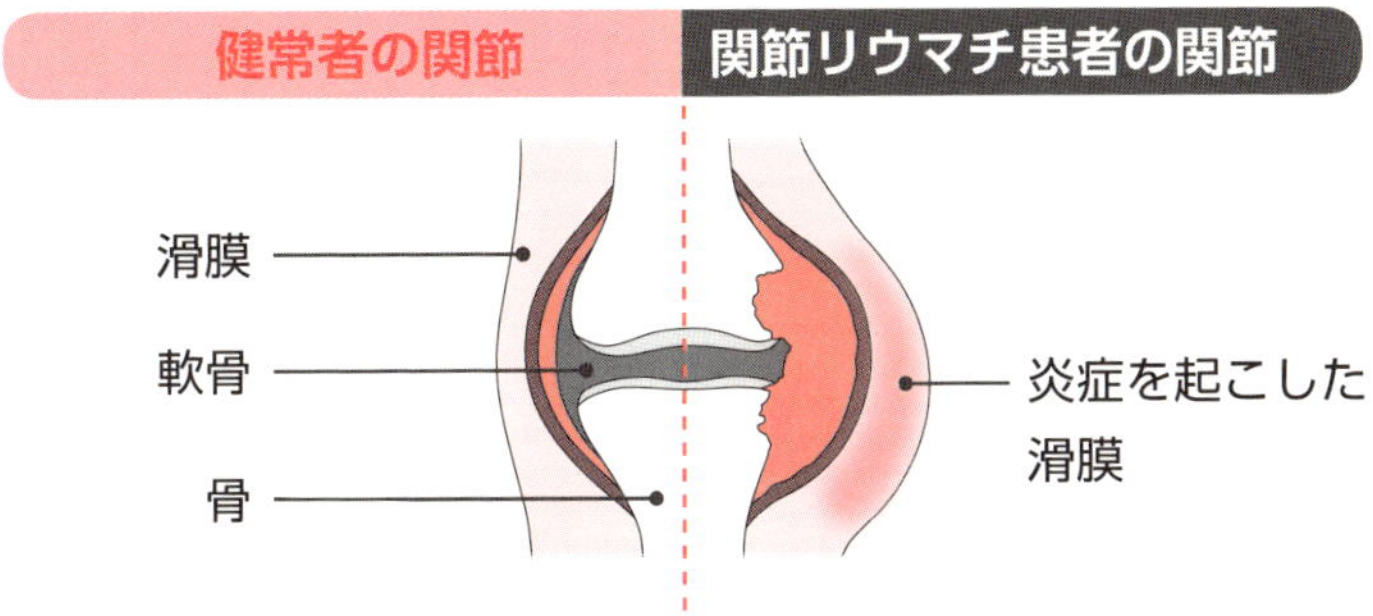

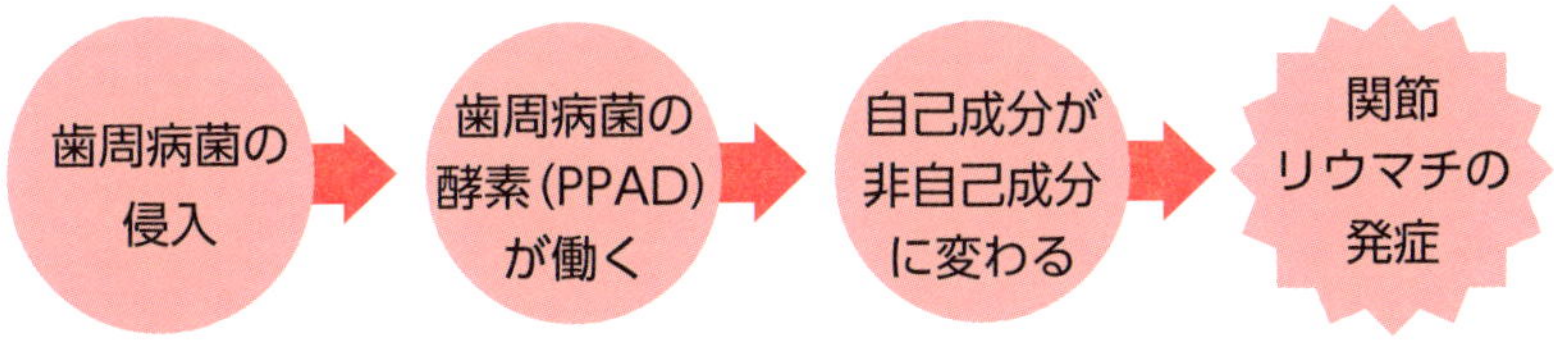

PPADへの抗体価

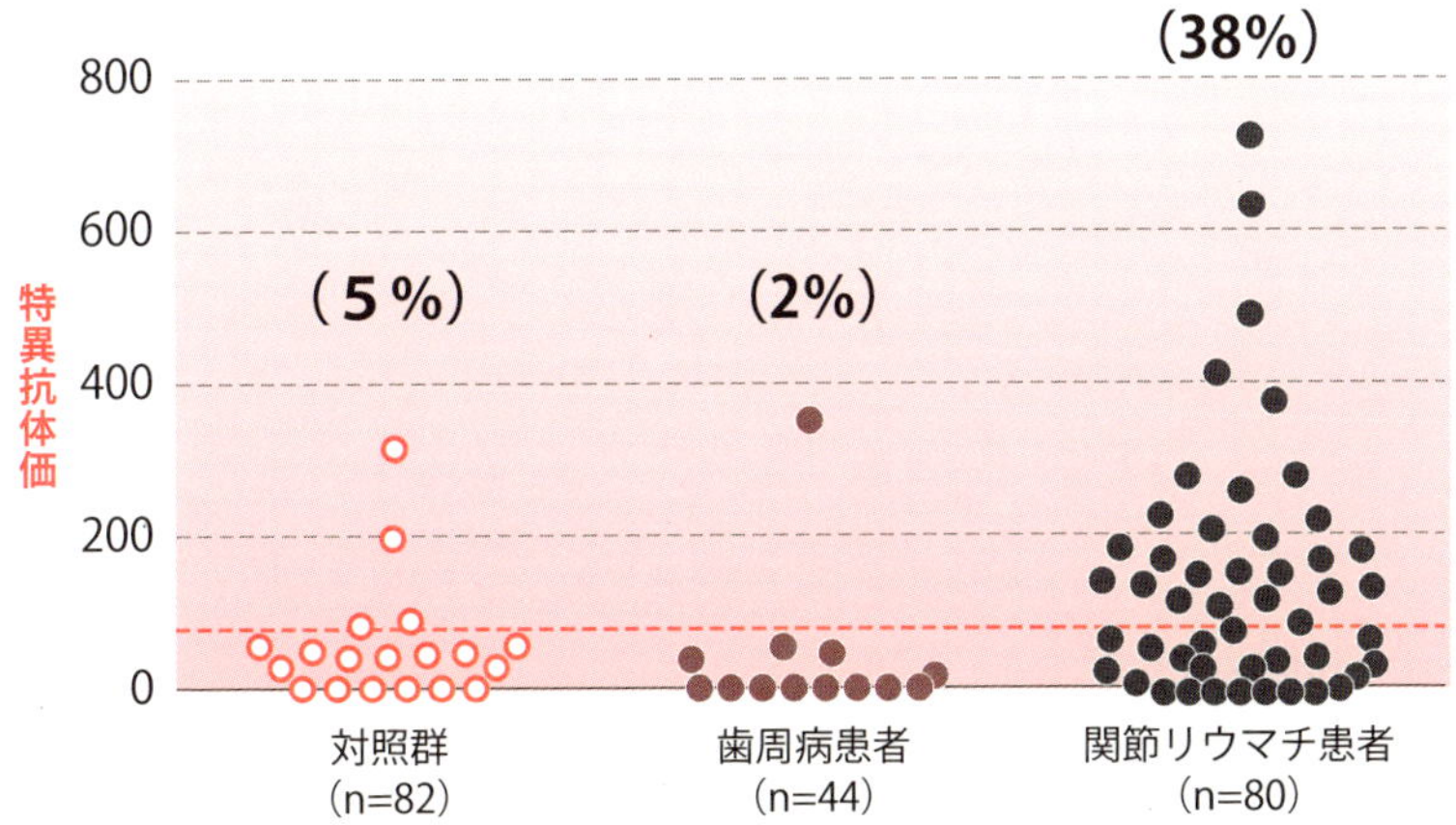

出典：Quirke et al. Ann Rheum Dis 2012

ると何倍もの歯周病菌が検出されるという報告もあります。

妊娠中の歯周病は早産のリスクを高める

妊娠中の女性にとっても歯原性菌血症は、大きな問題になります。

妊娠すると、体内でプロスタグランジンという生理活性物質が増えていきます。生理活性物質というのは、からだの働きを調整する働きをもつもの。胎児が成長するとともにプロスタグランジンの量は増え、一定量を超えると出産が始まります。そのため、計画的にお産を進めたいときや、お産がなかなか進まないときに陣痛促進剤として、プロスタグランジンを使うこともあります。

プロスタグランジンは、妊娠中だけでなく炎症が起きているときにも増加します。妊婦さんが歯周病を患っていると、歯肉で炎症が続くだけでなく、菌血症による血管内の慢性炎症によりプロスタグランジンが異常に増え、早産が起きやすくなります。胎児が十分に育たないまま生まれてきてしまう低体重児出産にもつながりやすいのです。

妊娠中は女性ホルモンの分泌量が大きく増えます。このことが歯周病菌の増殖に拍車をかけたり、歯肉の炎症を引き起こしやすくしたりするともいわれています。菌血症が起こりやすい条件がそろっているわけです。つわりで苦しい時期は歯みがきがおろそかになり

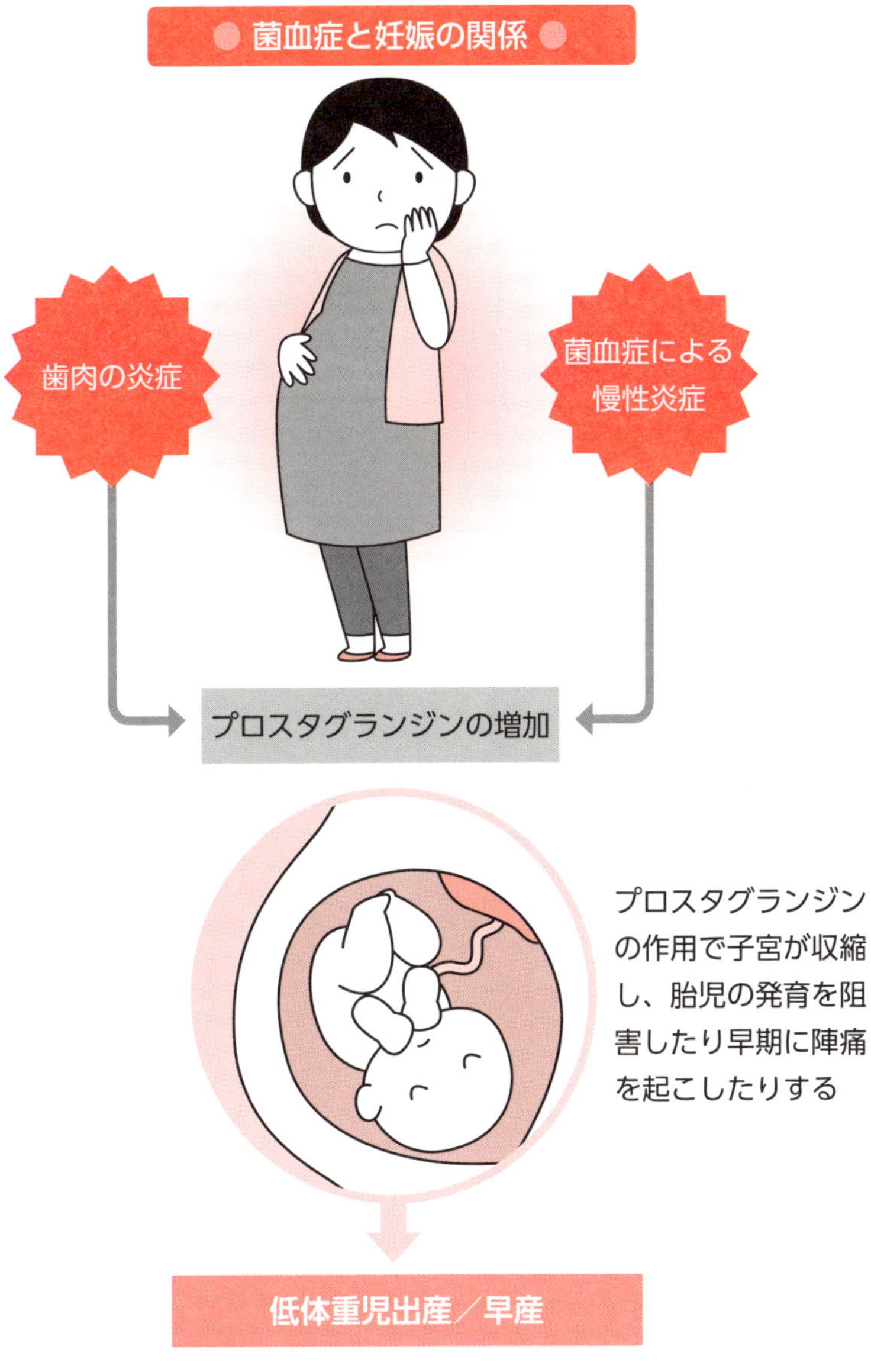
菌血症と妊娠の関係
歯肉の炎症
菌血症による
慢性炎症
プロスタグランジンの増加
プロスタグランジンの作用で子宮が収縮し、胎児の発育を阻害したり早期に陣痛を起こしたりする
低体重児出産／早産

がちですが、歯のケアだけはしっかり続けることが、ふだん以上に大切です。

高齢者は誤嚥性肺炎の原因にも

エンドトキシンでいっぱいの血液が肺に流れ込み、肺炎を起こすこともあります。ただ、高齢の場合、より起きやすいのは、菌血症を介さず歯周病菌そのものが原因となる誤嚥性《ごえんせい》肺炎《はいえん》です。

食べものや唾液を飲み込んだとき、食道ではなく気道に入ってしまうことを「誤嚥」といいます。このとき、口内の細菌もいっしょに誤って気道に入り、肺に流れ込み、そこで増殖することで起きる肺炎が誤嚥性肺炎です。

高齢になると、飲み込む力が低下しやすくなります。「最近、食べたり飲んだりするとむせやすくなった」という人は要注意。むせるのは、飲み込んだものが気道に入りかかったときに起きる反応ですから、飲み込む力が弱まり、誤嚥を起こしやすくなっている状態と考えられます。さらに体力が低下すると、むせる反応自体が起きにくくなり、知らず知らずのうちに唾液に含まれる歯周病菌が、肺に入り込みやすくなります。口内を十分にケアしていないと、くり返し、誤嚥性肺炎を発症することもあります。抗生物質による治療で改善しても、再発をくり返すうちに耐性菌が現れ、治療がむずかしくなってしまうこと

歯周病で起きやすくなる誤嚥性肺炎

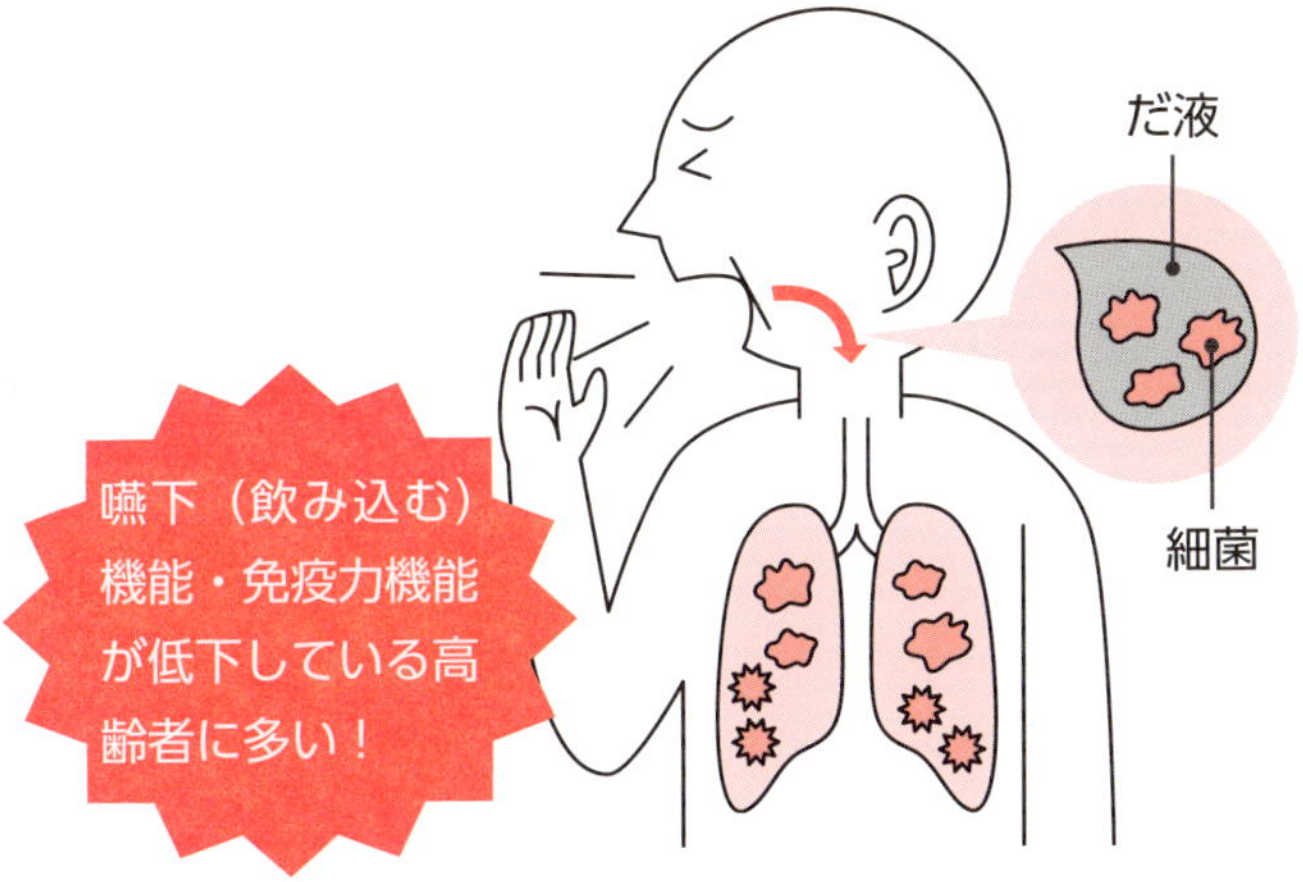

肺炎入院患者における誤嚥性肺炎の割合

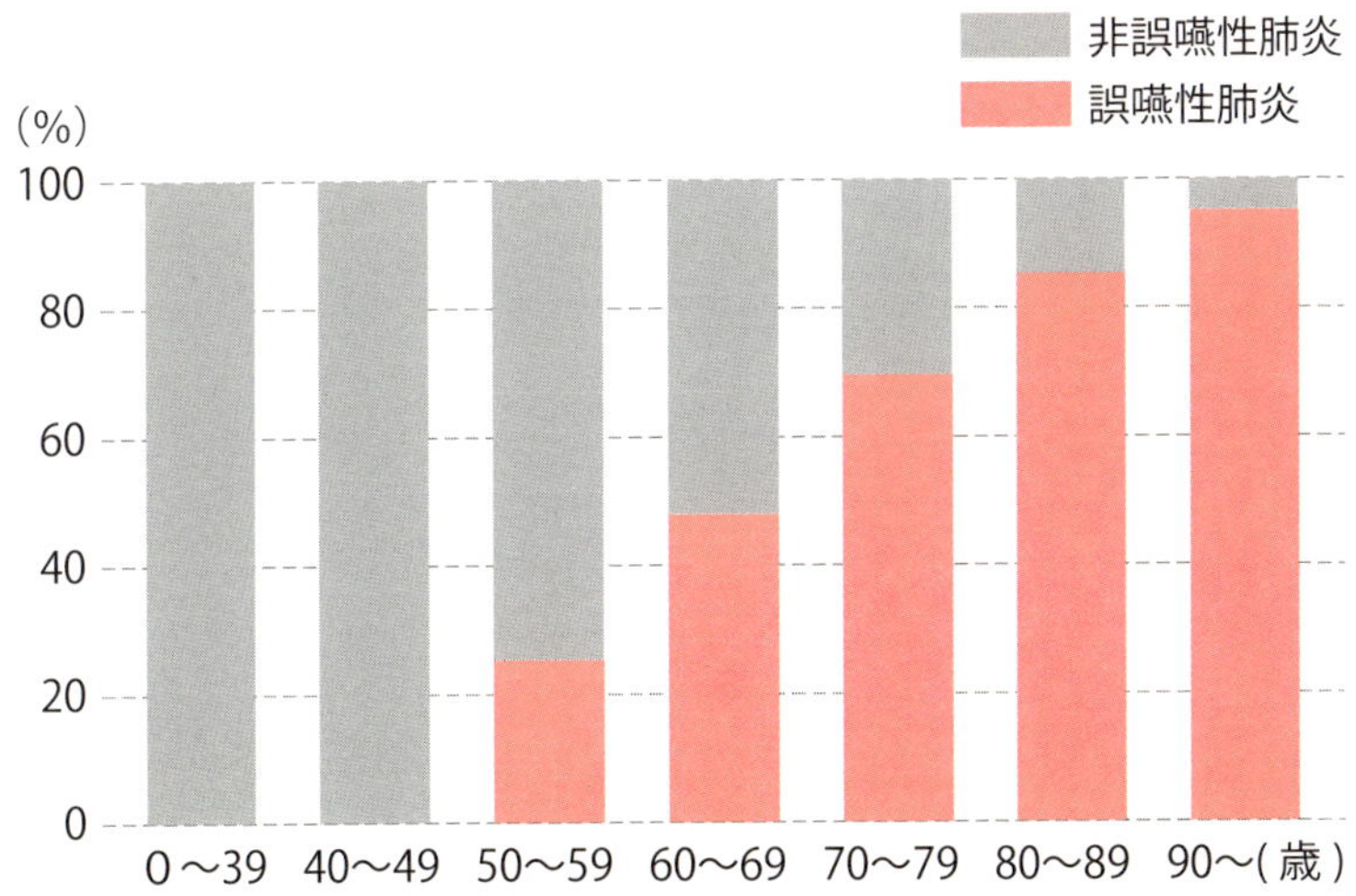

出典：Teramoto S,Fukuchi Y. Sasaki H, et al; JAGS 56, 2008 : 577-579

もあります。

肺炎は、2014年以降、日本人の死因の第3位の座を占めており、高齢になればなるほど肺炎によって命を落とす人は増えていきます。さらに、肺炎が死因となった高齢者の9割以上は、誤嚥性肺炎によるものともいわれています。

しっかり歯のケアをして、歯周病菌を増やさないようにする必要があります。

「歯みがき中止」で体内に毒素が増える

本当に「口から」なのか？

誤嚥性肺炎のように、口内の細菌が直接患部に入り込み、病気を引き起こすこともありますが、菌血症を介した場合は、全身のどこにどんな影響が及ぶかわかりません。なんとも恐ろしい話ですが、そもそも血液中、あるいはさまざまな病巣から見つかる細菌は、本当に口の血管から、直接血管内に入り込んだものなのかと疑問に思う方もいらっしゃるでしょう。口の中にいる細菌が飲食物とともに飲み込まれれば、食道や胃を通って、腸にまでたどりつきます。腸が栄養素を吸収して血液中に流し込む際に、細菌が一緒に紛れ込み、全身に広がっていくおそれはないのでしょうか？

結論からいうと、そうしたことはまずありません。腸は、太古の昔から、外側からやってくるものにじかに接してきたところなので、からだに害のあるものを門前払いにするシステムがしっかり構築されています。小腸には抗菌ペプチドといわれる生体防御のための物質がたくさん存在しています。大腸は粘膜層が発達しており、健康な状態であれば細菌が入り込む余地はありません。まれに腸の血管に細菌が侵入してしまったとしても、腸から流れ出す血液はまず門脈《もんみゃく》から肝臓に運ばれていきます。肝臓には解毒作用があります。クッパー細胞というマクロファージの一種が細菌を食べてしまいますので、細菌まじりの血液が全身に流れ出すようなことはありません。

一方、口内で悪玉菌が増えやすくなったのは、食文化が発展を遂げてからのことですから、外敵への備えは手薄です。しかも、口の中の小さな血管に侵入した細菌は肝臓にたどり着く前に心臓を通り、そこからさまざまな臓器や組織に向けて送り出されてしまいます。それだけに、全身に影響を及ぼす懸念も大きいのです。

入り込んだ1分半後には腕に達している

口から血液内に入り込んだ細菌の広がりを示す実験があります。次頁の図は、歯周病の患者さんが抜歯をしたり、強い力で歯みがきをしたりしたあと、一定の間隔で採血をくり

● 口内細菌が腕の静脈に達する時間 ●

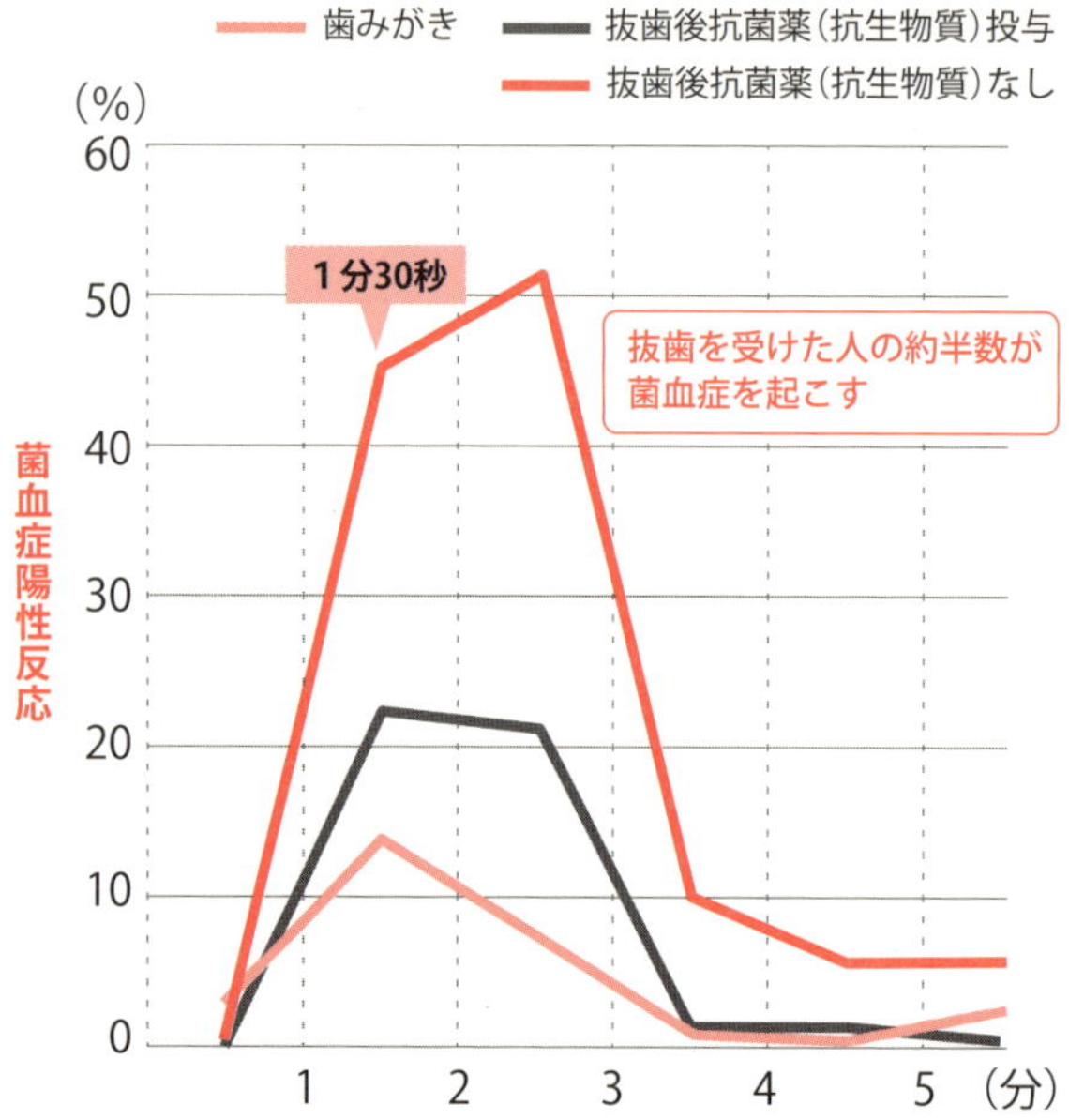

出典：Lockhart P B ct al. Circulation 2008;117:3118-3125

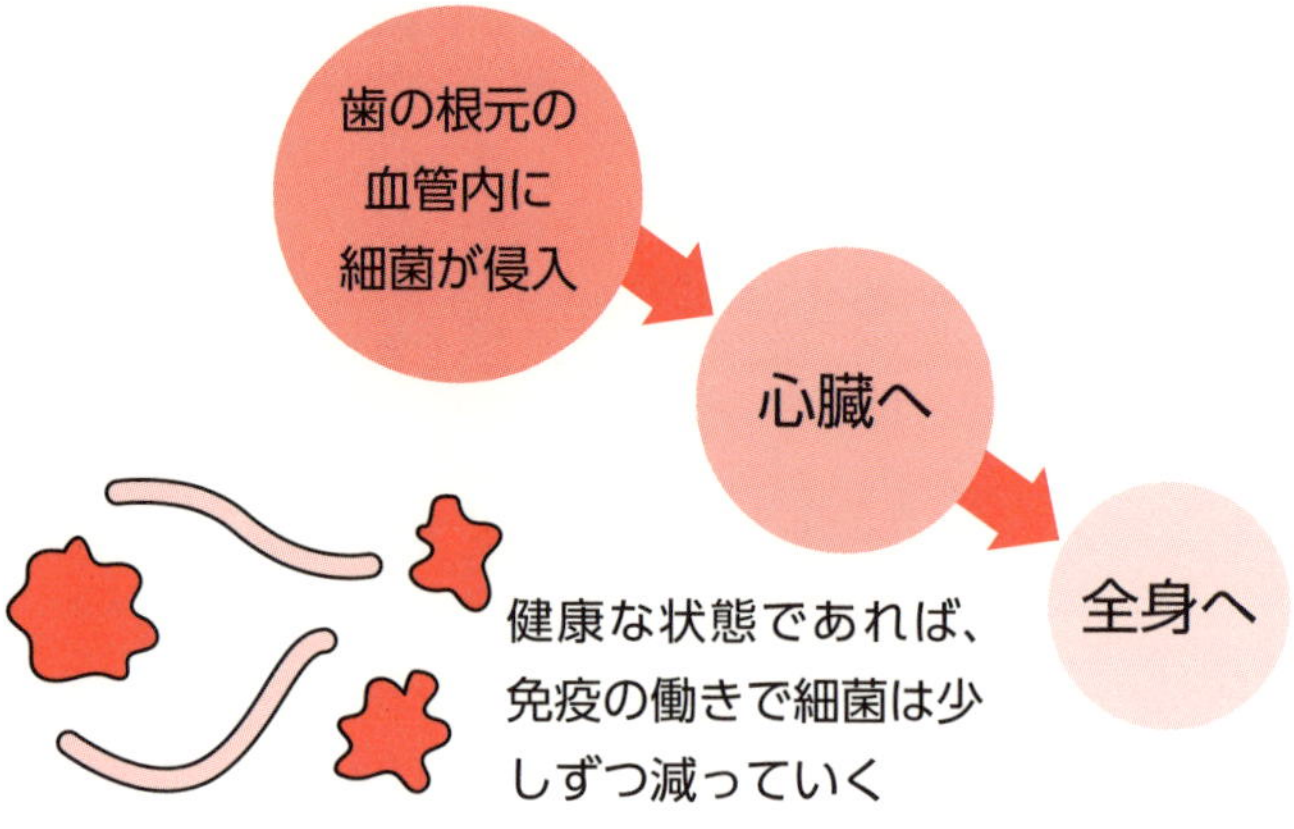

返し、血液中の細菌の有無を確認していったグラフです。抜歯することで傷ができるのは当然として、歯みがきでも強くブラッシングすれば歯肉に小さな傷がつきます。細菌が血管内に入り込む入口ができてしまうわけです。

実際、検出された細菌の量は違いますが、抜歯にしても歯みがきにしても、およそ90秒後に上腕部の血管内から検出される細菌の量がピークに達しています。

口の中の血管から入り込んだ細菌が上腕部の静脈にたどりつくまでには、心臓や肺、上腕部に向かう動脈などを通り抜けていかなければなりません。上腕部の静脈から検出されるということは、全身のあらゆるところに口内の細菌まじりの血液が流れ込むということでもあります。つまり、炎症を起こした歯肉の内側から歯肉の奥の血管内へと入り込んだ細菌は、あっという間に全身をかけめぐってしまうわけです。

ただ、1時間もすると、上腕の静脈血から歯周病菌は姿を消します。血液には免疫細胞として働く白血球がたくさん含まれていますから、健康な状態であれば細菌がいつまでもはびこるということはないのです。

私が所属する鶴見大学でも臨床教授の武内博朗先生のもと、実験がおこなわれました。歯周病の患者さんの歯石を除去する前後に採血して細菌の有無を調べたところ、除去前には皆無だった口内の細菌が、歯石の除去を始めて数分後には上腕の静脈血から検出されるという結果が示されました。歯石を除去する際は、超音波スケーラーという器械を使って硬くなった歯石を砕いていきます。歯肉との境目の処置になりますので、歯肉に潰瘍があれば、歯のまわりの細菌が血液中に入り込んでしまうのです。

健康な人でも歯をみがかなければ歯原性菌血症に！

歯みがきや医療処置によっても、細菌が入り込んでしまうのなら、いっそのことなにもしないほうがよいのでは？　などと極端なことを考えたくなるかもしれませんが、「なにもしない」というのは最悪の選択です。

実際に「歯をみがかない」ということでなにが起きるのか確かめた実験があります。

２０１１年、アメリカのインディアナ大学で、無治療の虫歯も歯周病もない健康な24歳の若者50人に、３週間、歯をみがかずに過ごしてもらう実験がおこなわれました。その結果、大半が歯肉炎を起こしていたばかりか、なんと56％もの人は、エンドトキシンの平均血中濃度が健康な人ではありえないレベルまで上がってしまっていることがわかりました。

通常、健康な人の血液中に含まれるエンドトキシンは、ほとんどないか、あってもごくわずかです。血中のエンドトキシンは腎臓で濾過され、排泄されていきますから、高濃度のエンドトキシン血症に陥ることはまずありません。しかし、腎機能が低下している場合

アメリカでの「歯みがきしない」実験結果

	試験前（歯みがき実施）	試験中（歯みがき中止）	試験終了後（歯みがき実施）
血中エンドトキシン濃度 (EU/ml)	<0.08	**0.74**	<0.08
プラーク指数	0.14	**2.08**	0.40
歯肉炎指数	0.41	**1.16**	0.47
好中球活性 millivoltage. min	5.77	**8.39**	5.54

歯みがき中止によって
エキドトキシン血症を
発症した人の割合
（調査総数 n=50）

56%

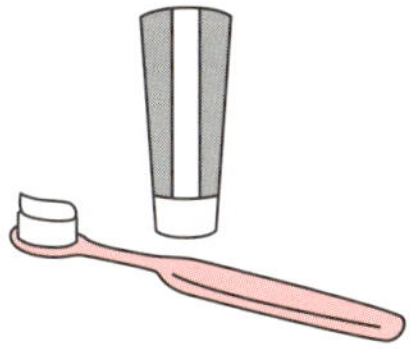

歯みがきをしていないだけで、普段と変わらない生活を送っていたが、口腔環境は極端に悪化した。

出典：Wahaidi V Y et al. Endotoxemia and the host systemic response during experimental gingivitis. J Clin Periodontol 2011, 38 : 412-417

●ドイツでの「歯みがきしない」実験結果●

歯みがきを中止している期間中のみ動脈硬化を進める要因となる物質の量が増えている

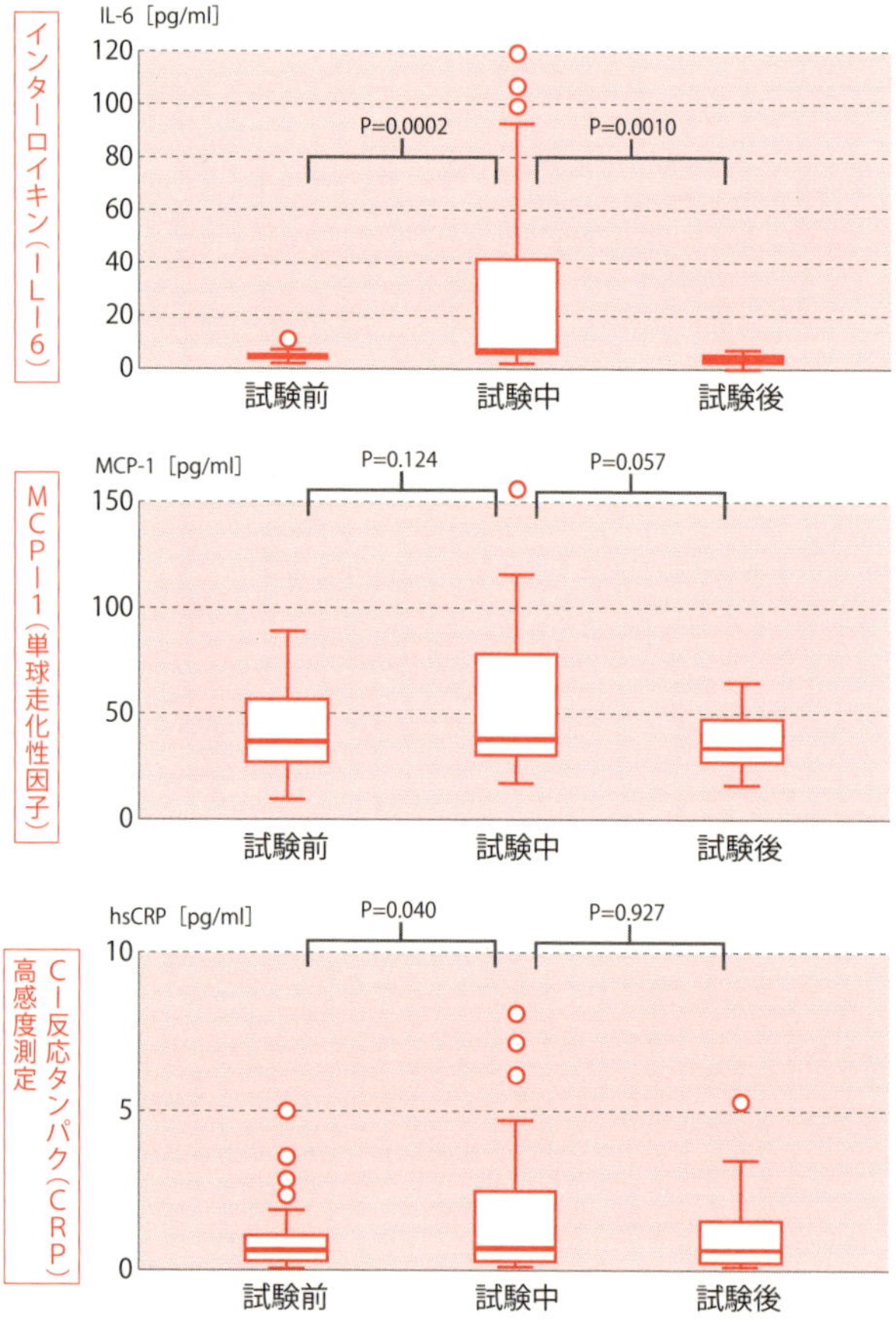

出典：Eberhard J, Grote K, Luchtefeld M, Heuer W, et al.（2013）Experimental Gingivitis Induces Systemic Inflammatory Markers in Young Healthy Individuals: A Single-Sudject Interventional Study. PLoS ONE 8(2): e55265.

には、うまく排泄されずに血中濃度が高まっていくおそれがあります。実験に参加した若者の半数以上にみられたエンドトキシン血症のレベルは、腎機能がいちじるしく低下し、人工透析を受けている患者さんの血液に同じくらいのエンドトキシンが含まれていたとしたら、15％の人が1年以内に死に至るほどの数値でした。それほどひどいエンドトキシン血症が起きていたのですから、血管にも強い負荷がかかっていたと考えられます。

たった3週間の「歯みがきなし」の生活で、ここまで大きな変化が出てしまうことを示した報告は、医学界に大きな衝撃を与えました。まさか、そんなことがあるのか？　ということで、ドイツのハノーバー医科大学でも23歳の若者37名を集めて同様の実験がおこなわれました。

この実験では、動脈硬化のマーカー、つまりは動脈硬化の進展にかかわる生体内の物質の量を測定しました。その結果、歯みがきを中断している期間、動脈硬化のマーカーの値が上がり続け、実験を終えて歯みがきを再開したとたん、もとのレベルと同程度まで下がるということが判明しました。口の中の悪玉菌を増やさないこと、そのためには毎日の歯みがきがいかに大事か、改めて確認することができたのです。

ただ、通常の生活を送っているかぎり、3週間も歯みがきをしないという人はまずいないでしょう。ほとんどの人は毎日歯みがきをしているはずです。それでも歯周病は頻発し、知らない間に歯原性菌血症の状態になっていると考えられる人が多いのは、今までの方法では口内細菌への対応が十分ではないことの表れとも考えられます。

なお、先に述べた鶴見大学での実験には私も参加したのですが、私の場合、歯石を除去する処置を受けたあとも、細菌はまったく検出されませんでした。私の口内には歯周病菌がいないため、歯肉が多少傷ついていても菌血症は起こりえないのです。

私が良好な口内環境を保つことができているのは、３ＤＳ（スリーディーエス）というメンテナンス法を実践しているからにほかなりません。歯みがきは重要ですが、それだけで歯周病や菌血症を防ぎきるのは困難です。３ＤＳとはなにか、どうすれば歯周病や菌血症を防げるのか、次章で詳しく示していくことにいたしましょう。

第4章

1回5分の「3DS」が
健康寿命を延ばす

従来のケアのしかたが不十分な理由

悪玉菌を増やさない、排除する取り組みが必要

できるだけ歯を残そうとがんばってきて、その目標に近づいてきたと思ったら今度は歯原性菌血症という新たな敵が現れてきたというのですから、まるで終わりなき戦いのようにも思えます。しかし、ここまで読み進めてこられたみなさんならお察しのことでしょう。口内の悪玉菌を減らすことさえできれば、歯や歯ぐきの健康はもちろん、歯原性菌血症を介した全身の病気を防ぐことにつながり、ひいては健康寿命を延ばす効果も期待できるわけです。

問題は、いかにして悪玉菌を排除するかということです。その切り札となるのが「3DS（スリーディーエス）」というメンテナンス法であることは、前章で予告したとおりです。誤解のないようにあらかじめお伝えしておくと、これは「歯みがきに替わる方法」というわけではなく、「追加すべき方法」です（ちなみに、ゲーム機器ともまったく関係ありません）。ですから、「どんなメンテナンス法なのか」というお話をする前に、なぜそれが必要とされるのかを、改めて確認しておく必要があるでしょう。

「歯みがき」は大切。でもそれだけでは不十分

細菌は口の中にかぎらず、からだのあちこちに棲みついています。最大の棲家となっている腸はもちろん、鼻の中、耳の中、皮膚、女性の膣など、外界に開かれているところならどこでも細菌は入り込んできます。けれど、歯以外の組織は、上皮細胞という新陳代謝をくり返している細胞で覆われています。下のほうからどんどん新しい細胞が押し上がってくるので、古くなった上層の細胞は2週間ほどで剥がれ落ちて排出されていきます。その際、表面の細胞にくっついていた細菌もいっしょに剥がれて捨てられていきますから、強固な鎧であるバイオフィルムをつくってへばりつくというような事態は起こりません。

しかし、歯は違います。硬い組織がむき出しになっているうえ、自然に剥落していくことはありません。そのため、歯の表面には頬の粘膜などの1000倍もの細菌がいるのが普通です。放っておけば細菌はどんどん増殖していきますから、ブラシなどで物理的に排除していくしかありません。そこで、歯のケアとして、毎日の歯みがきは欠かせないものとされるわけです。だれでも、いつでも付着するデンタルプラーク（ほとんどが細菌のかたまりであることは、第1章でお話ししたとおりです）がバイオフィルムをつくりはじめる前に、まずは物理的にかき取ってしまうことで悪玉菌の増殖を抑える必要があるのです。

みがき残しが発生しやすいところ

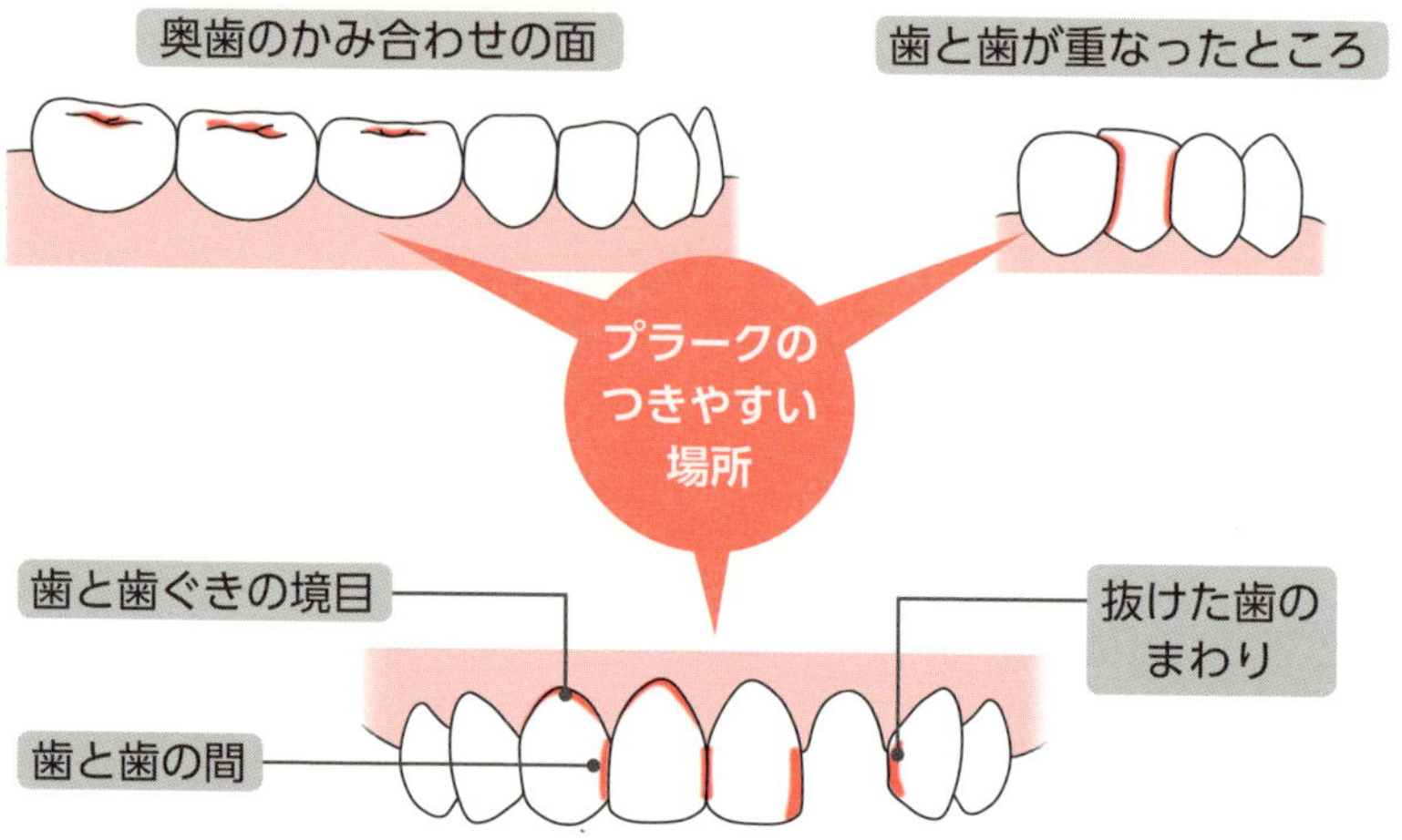

ただ、歯の側面は4面あります。歯の表と裏だけなら、デンタルプラークの蓄積を防ぐのはそれほどむずかしいことではありません。毎食、繊維質の多い野菜をとり、しっかり30回程度噛むような食習慣があれば、それだけでも歯の表と裏はかなりの程度、清潔な状態を保てます。

一方、歯の左右の面はとなりあう歯と接する「歯と歯のすき間」に相当するところです。この左右面はブラッシングだけではなかなかきれいになりません。また、歯と歯ぐきの境目の歯肉溝も、みがき残しが発生しやすいところです。

みがき残しが積もるうちに、自力ではこそぎ落とせないバイオフィルムが形成されていきます。こうなると、歯科医院での専門的な口腔ケアが必要になります。ここでおこなわれるのは、こびりついたバイオフィルムを薄くするための処置で、PMTC（Professional Mechanical Tooth Cleaning）といわれます。PMTCには歯石（強固なバイオフィルム）の除去も含まれますが、もう少し広い概念です。専門の器械と研磨剤などを使い、徹底的に歯のクリーニングをおこなっていきます。

悪玉菌を物理的に排除するためには、セルフケアとプロフェッショナルケアの二段構えで挑む必要があります。

洗口液で「口をゆすぐ」ことの危険性

プロフェッショナルケアを受けることで「できてしまったバイオフィルム」を除去することは可能なわけですが、「それなら安心」とはいえません。目標は「歯原性菌血症を防ぐこと」にあるのですから、本当はバイオフィルムの除去よりも手前の段階、つまりは悪玉菌が歯に付着したままの状態をつくらないようにしなければならないのです。

そこで用いられるのが殺菌剤です。日常的な歯のケア製品として、殺菌効果のあるさまざまな洗口液が販売されています。物理的に排除しきれないところに潜んでいる細菌にまで、殺菌剤の作用は及ぶからです。

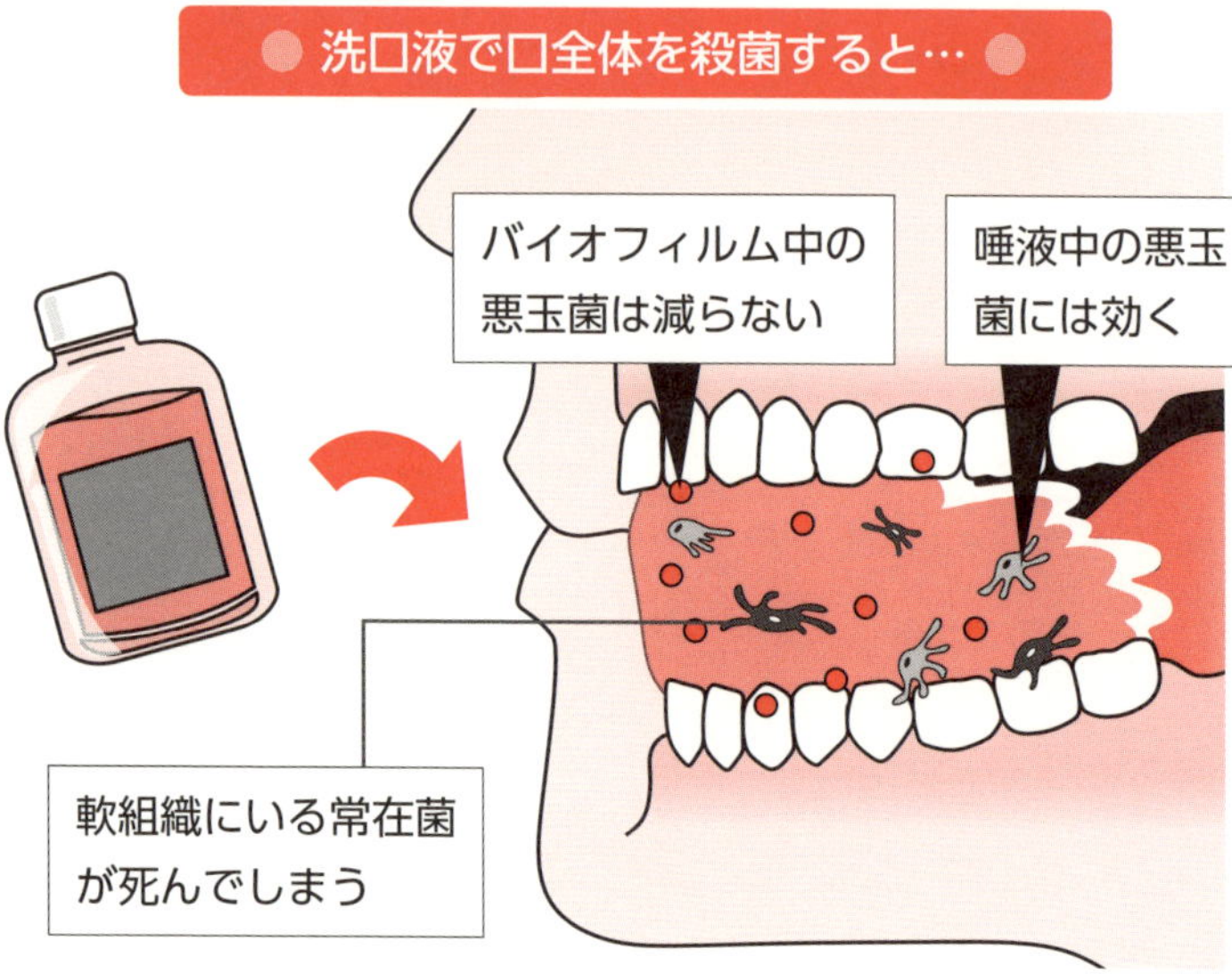
洗口液で口全体を殺菌すると…
バイオフィルム中の悪玉菌は減らない
唾液中の悪玉菌には効く
軟組織にいる常在菌が死んでしまう

ただし、洗口液で口をゆすぐことは、もろ手を挙げて推奨しにくい面もあります。というのも、私たちが目指すべきなのは「悪玉菌」を減らすことなのですが、洗口液は口内細菌全体に影響を及ぼしてしまうからです。

少量を口に含み、ぶくぶくと口内全体に行きわたらせてから吐き出すわけで、悪玉菌だけを狙い撃ちにできるわけではありません。頬や舌、歯肉などの軟組織にいる常在菌を減らしてしまうおそれもあります。

ひと口含むだけで口内細菌が一掃されてしまうほどの強力な殺菌作用があるわけではないので、「洗口液を使ってはいけない」とまではいいません。大災害などできれいな水が不足するような事態にそなえて、避難用バッグに洗口液を入れておくのはよい心がけでしょう。しかし、毎日、口全体に行きわたらせるような使い方を続けるのは問題です。善玉菌や日和見菌が大半を占めていた口内フローラのバランスが大きく変わってしまうおそれもあるからです。

口内細菌のいちじるしい減少は、たとえば抗生物質を長く服用しているときなどに起きることがあります。抗生物質は体内の細菌を減らす効果をもつ薬です。特定の細菌だけでなくさまざまな細菌が減ってしまうため、口内フローラを構成する細菌のバランスにも変化が生じます。するとどうなるでしょう。いつも口の中にいるけれど、ふだんは大人しいカンジダ菌が口の中で異常に繁殖し、「口腔カンジダ症」が起きてくることがあるのです。カンジダ菌はカビの一種ですから、いわば口の中がかびた状態になるわけです。

口腔カンジダ症にはさまざまなタイプがあり、頬や舌などに白い苔が生えたような状態になったり、舌が黒ずんでくる黒毛舌症《こくもうぜつしょう》が起きてきたりします。黒く見えるのは、異常に増殖したカンジダ菌がつくりだす硫黄化合物《いおうかごうぶつ》が、血液中のヘモグロビンと結びついて変色を起こすからだと考えられています。

さまざまな細菌が互いに勢力争いをくり返すことで、口の中の健康は保たれています。このバランスを大きく崩すようなやり方では、かえって困った事態が引き起こされる危険性もあるわけです。

悪玉菌退治の秘策は「３ＤＳ」

歯の表面だけを殺菌すればいい！

物理的な排除には限界があり、薬剤を口に含んで除菌しようとすれば常在菌までやられてしまう――これまた難題です。けれど、悪玉菌がたくさんいるところにだけ攻撃をしかければ、その他大勢の細菌たちへのダメージは最小限に抑えつつ、悪玉菌を非常に効率よく排除できるはずです。それがどこかといえば「歯の表面」ということになります。悪玉菌は歯の表面にくっついて増えていくことで歯の病気をつくり、歯の周囲の血管から体内へと侵入していくのですから、ここだけに殺菌剤が届くようにすればよいわけです。

そのためのしくみが、３ＤＳ、デンタル・ドラッグ・デリバリー・システム（Dental Drug Delivery System）です。一人ひとりの歯型に合わせてつくった、マウスピースのようなトレーの内側に殺菌剤を塗って歯に装着するというのがそのしくみです。

なんだ、そんな簡単なことかと思うかもしれませんが、３ＤＳが開発されるまでには紆余曲折がありました。悪玉菌だけを効率的に排除するために、世界中の研究者が知恵を絞り、注目されるようになったのは細菌と免疫との関係です。１９９８年には、イギリスの

3DS 用のトレーと使い方

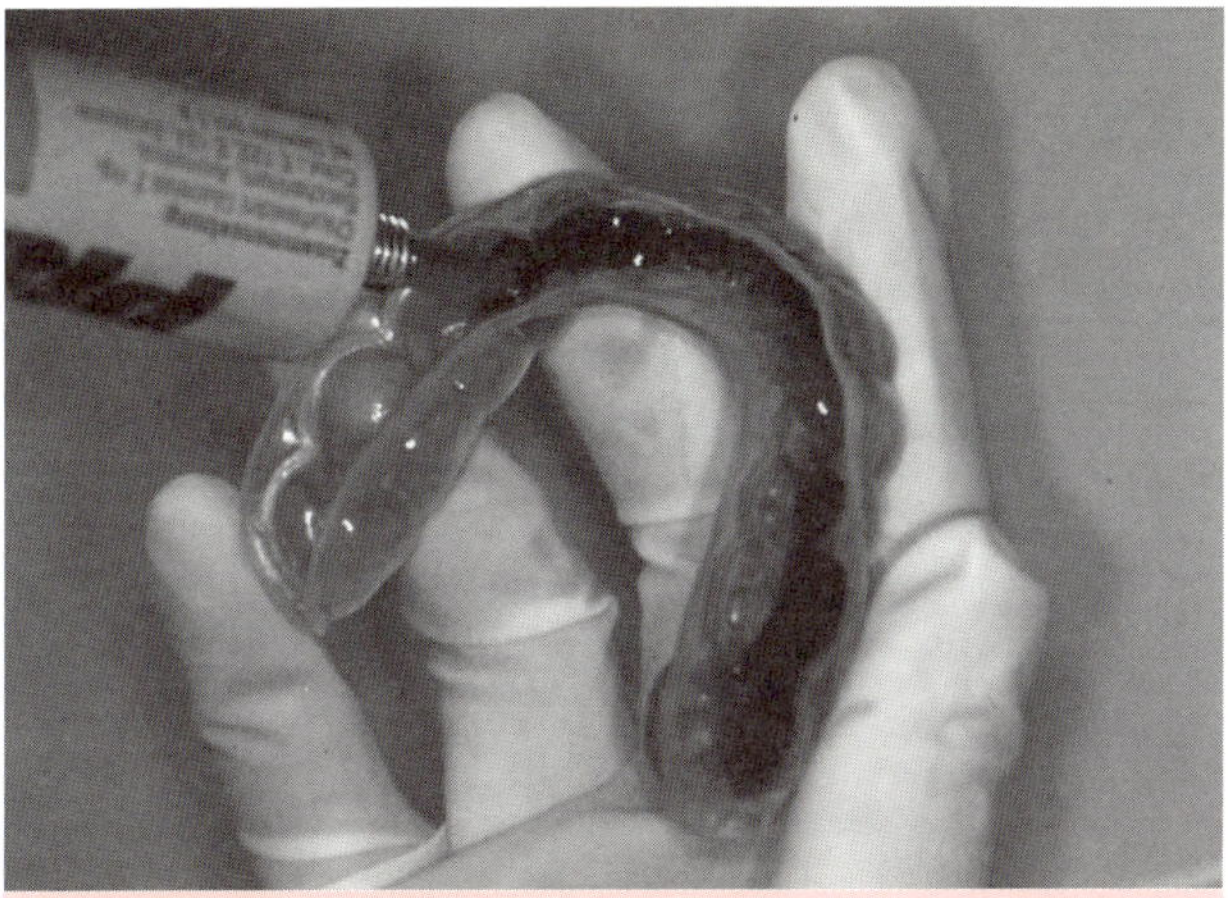

抗菌薬や殺菌消毒剤をトレーに填入する

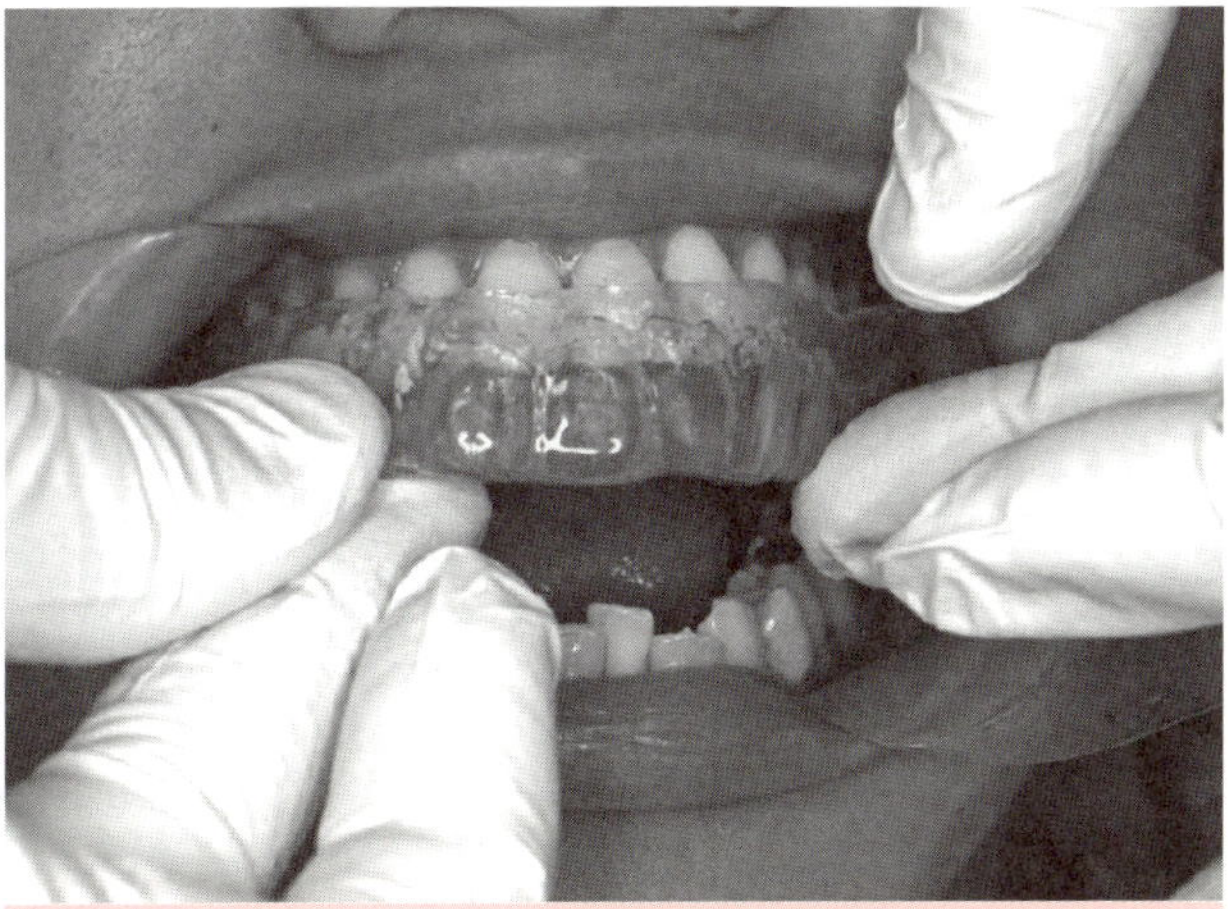

トレーを歯に装着する

研究者が「虫歯菌に対する抗体」を利用したケア方法を発表しました。「歯面をPMTCと殺菌消毒薬で清掃したあと、虫歯菌に対する抗体溶液を個人専用トレーを使って歯面に塗布したところ、虫歯菌が除去された」というのが論文の要旨です。

この論文の内容が正しいかどうか確認するために、当時、私が責任者を務めていた国立感染症研究所口腔科学部で臨床追試験をおこないました。「歯の表面を除菌したあとに抗体を塗布したグループ」と「歯の表面を除菌したあとに生理食塩水を塗布したグループ」を比較し、どちらがより高い除菌効果をもたらすのかを調べたのです。

抗体を用いたほうがより虫歯菌は少なくなるだろうと予測されましたが、なんと2つのグループに差はありませんでした。この結果が意味するのは、「歯の表面の除菌さえしていれば、抗体を用いても用いなくても虫歯菌は減らせる」ということです。抗体は細菌の種類が違えばまったく効果はありません。各種の細菌に合わせた抗体溶液をつくらずとも、どんな細菌にでも効く殺菌剤を特定の場所に限って作用するように工夫すればよいとわかったことで、効果的かつきわめて実用性の高い3DSの開発へとつながったのです。

むし歯も歯周病も、菌血症も防げる画期的な方法

3DSのポイントは、なんといっても自分の歯型にあった自分専用のトレーを用いるこ

とにあります。トレーはシリコン製で、ジェル状の薬剤を使用する場合は、トレーの内側にそのまま塗ります。液体の薬剤を使うためのトレーもあります。トレーの内側にガーゼのような布が組み込まれていて、それに薬をしみこませて装着するのです。殺菌成分のある薬剤は、歯面だけでなくガーゼ自体を殺菌する役目も果たします。ですから、頻繁にガーゼを交換する必要はありません。

5分間ほど装着していれば、殺菌剤は、歯の表面はもちろん歯肉溝にもしみわたっていきますので、バイオフィルムをつくりだす細菌の数は激減します。一方で、薬剤に触れていない頬や舌、歯肉などの軟組織にいる常在菌には影響が及びません。装着を終えたあと、一時的に無菌状態になった歯面には、軟組織にいるさまざまな常在菌がやってきます。そのなかに悪玉菌が混じっていることもありますが、歯にくっついていた悪玉菌は除去されているので、口内フローラに占める悪玉菌の割合は3DSを続けるうちに減っていきます。つまり、3DSを続けることで、悪玉菌がほとんどいない健全な口内フローラへと変わっていくのです。

これを毎日、朝晩2回、くり返していれば、悪玉菌でいっぱいのバイオフィルムはできにくくなります。虫歯や歯周病の予防にも、ひいては歯原性菌血症の予防にもなるわけです。

35歳を過ぎると歯ぐきがやせ、歯の象牙質が露出しやすくなります。するとより容易に歯周病菌が血管に入ってきてしまいます。いまは歯周病や虫歯になっていなくても、十分な予防策をとっておくのが安心です。とくに口臭がきつい場合、悪玉菌が増殖している可能性が高いので、3DSの実践がすすめられます。

残念ながら、健康保険は使えない

歯を保つとともに、歯原性菌血症が介する健康寿命の短縮をストップさせる切り札ともいえる3DSですが、現段階では保険診療としてはおこなわれていません。現在の医療制度は、病気になったあとの治療は保険診療で、予防的な医療は基本的には自助努力で、という考え方で成り立っています。医療経済的にみれば、予防に力を入れるほうが総コストは安く済むことは明らかなのですが、なかなか切り替えがうまくいきません。

そのため、3DSに対して健康保険は使えず、自由診療となっています。歯科医院で自由診療をすすめられると、「儲けようとしているのでは」と不信感をもつ人もいるかもしれませんが、決してそんなことはありません。金銭的利益のことだけ考えるなら、歯が悪くなり、そのたびに治療に来てもらうほうがよいくらいです。

からだの病気についても同様です。歯原性菌血症が関係するさまざまな病気の治療に

細菌の定着と除菌のサイクル

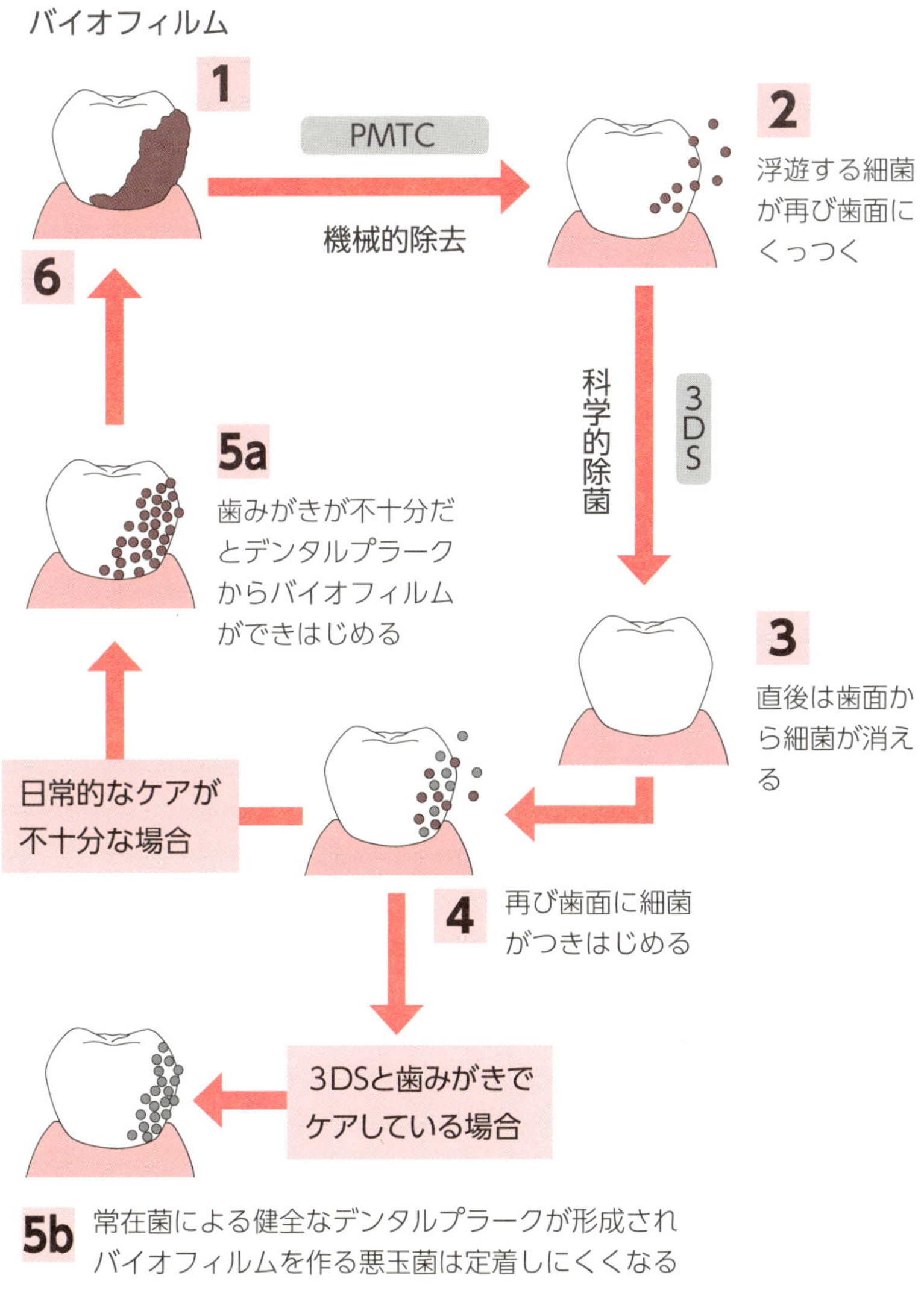

は、多額の費用がかかります。高齢になれば介護費用が発生してくることも多いでしょう。有効な予防策をとらないでいれば、医療、介護産業に注ぎ込まれるお金がそれだけ増えるということです。保険診療の場合、みなさんが直接支払うお金はその一部で、残りは公金で賄われています。ただ、公金といっても出所はみなさんが納める税金や社会保険料ですから、結局のところ予防をおろそかにするつけは、一人ひとりの負担を増すことになってしまうわけです。

本当は3DSのような予防処置に保険適用が認められることがいちばんなのですが、それを待っている間に歯の状態、全身の状態が悪化していくのでは困ります。防ぎようがないならともかく、非常に有効な手段があるのですから、これを利用するのは有効な自己投資のひとつといえるのではないでしょうか。

「3DS」の始め方

まずは「3DSセラピー」を手がける医療機関へ

3DSの実践に必要なモノは、基本的には自分の歯型に合ったトレーと、口の中の状態に合わせた薬剤だけです。ただし、効果的に除菌するためには一定の手順があります。「3

DSセラピー」という形で全国の歯科医院で展開されていますが、まだ、どこの歯科医院でも取り入れられているわけではありません。かかりつけの歯科医院で実施していないようなら、インターネットで検索してみるとよいでしょう。鶴見大学歯学部探索歯学講座のホームページ（http://tansaku.tsurumi-u.ac.jp/）には3DS実施歯科医院・歯科医師のリストが掲載されています。最近はホームページを開設している歯科医院も多いので、「3DS」「歯科」「お住まいの地域名」などの単語で検索してみてもよいでしょう。

3DSセラピーの普及を目指し、「歯の健康ステーション」というホームページも作成されています（http://www.kenko-station.jp/clinic/index.html）。今後は、ホームページ上でも3DSセラピーを実施しているクリニックが検索できるようになる予定です。

専用のトレーをつくり、適切な薬剤で使用開始

3DSセラピーは、歯科医院で定期的に受ける処置や指導と、毎日自宅で続ける3DSとの組み合わせで進めていきます。

鶴見大学3DS除菌外来の場合は、初めの4ヵ月で5回の来院をおすすめしています。初診時には、細菌検査用に唾液をとったり、唾液潜血反応をみたりします。薬剤の選択にもかかわることですので、口内にいる細菌の種類や量を調べておくのです。また、唾液

● 3DSセラピーの進め方：鶴見大学3DS除菌外来の場合 ●

1 歯や口の中の状態のチェック

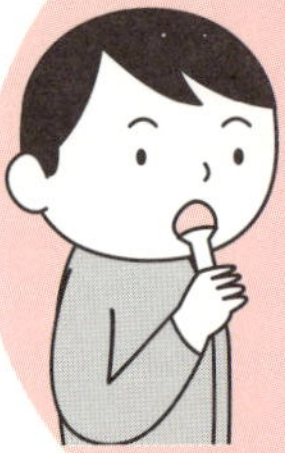

細菌検査用に唾液を採取。唾液潜血反応もみる。細菌検査の結果は後日判明。潜血反応の結果はすぐにわかる

2 血圧・体組成の測定

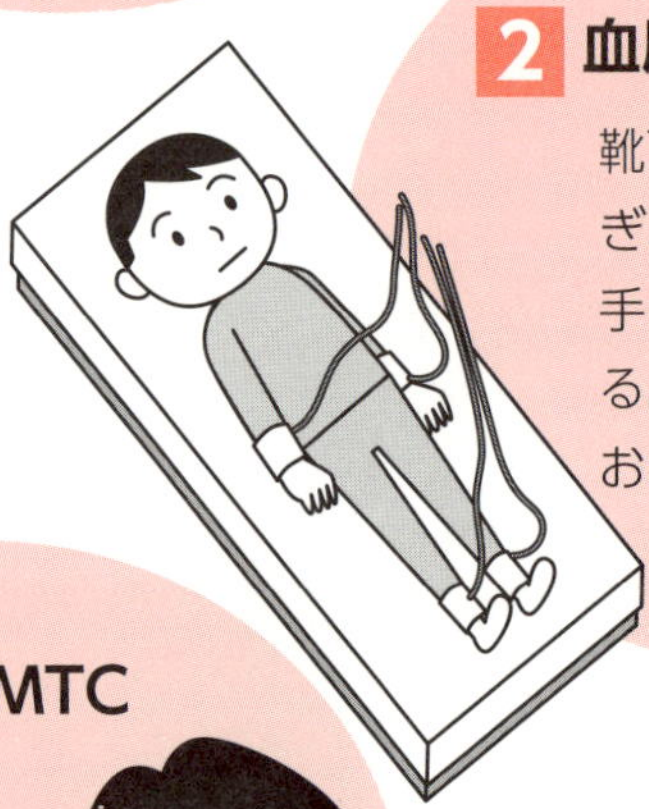

靴下やストッキングを脱ぎ、横になった状態で両手両足の血圧を測定する。体組成測定も素足でおこなう

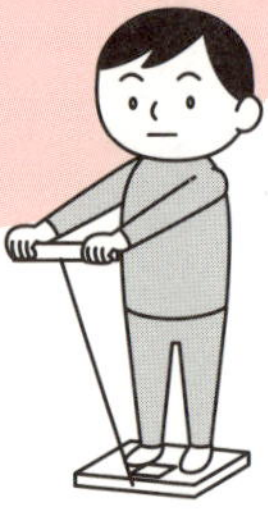

3 PMTC

患者さんが自分でみがけない部分を徹底的にクリーニングしておく

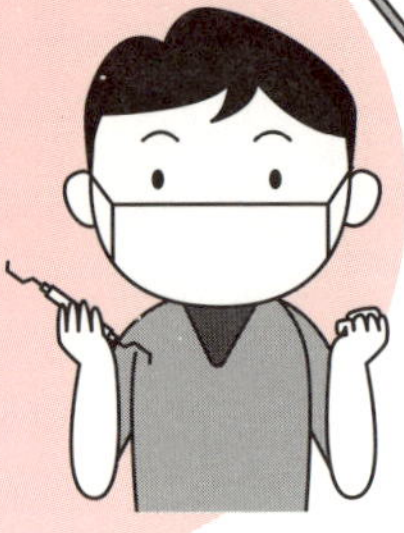

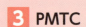

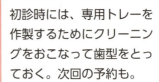

初診時には、専用トレーを作製するためにクリーニングをおこなって歯型をとっておく。次回の予約も。

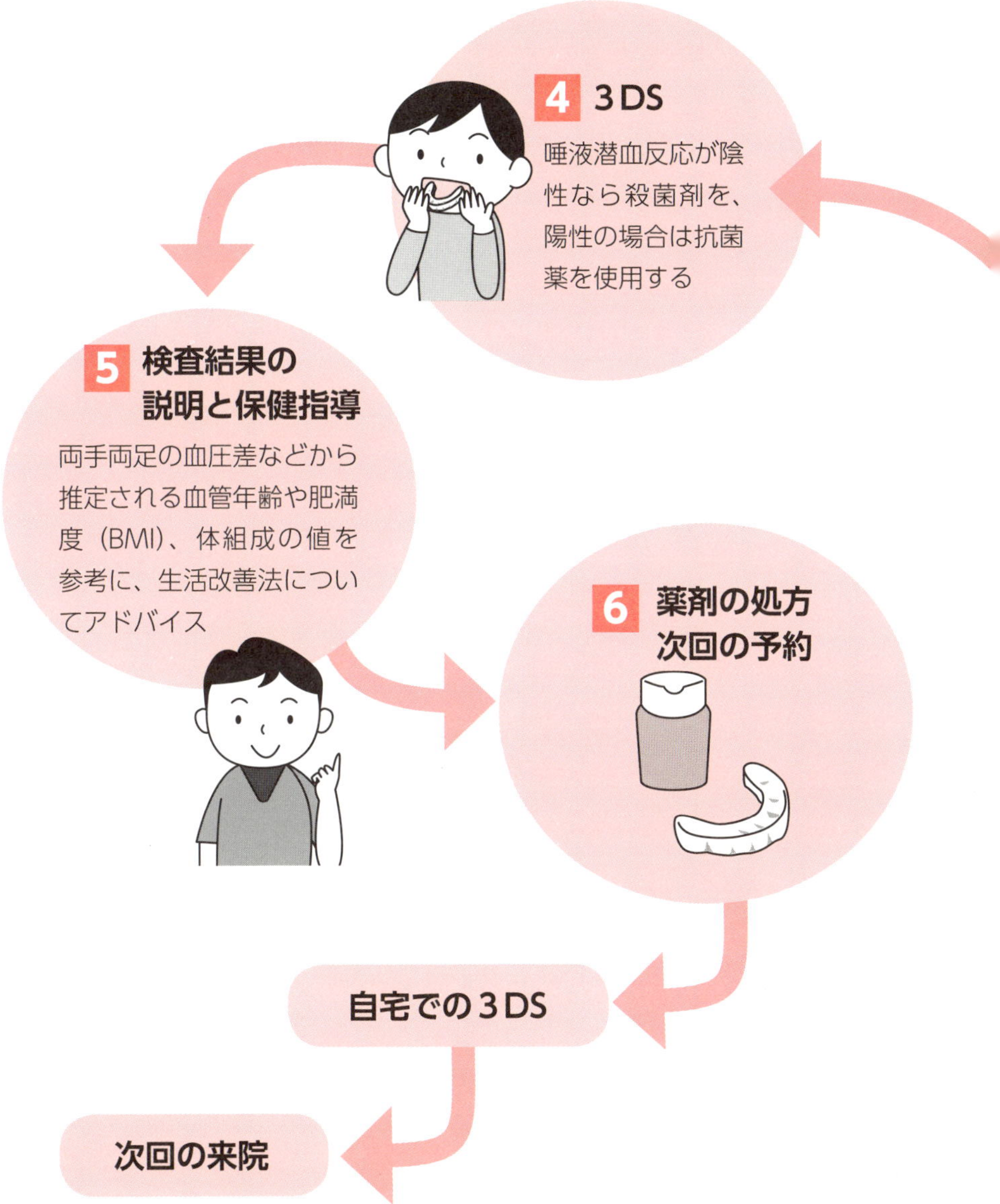
4 3DS
唾液潜血反応が陰性なら殺菌剤を、陽性の場合は抗菌薬を使用する
5 検査結果の説明と保健指導
両手両足の血圧差などから推定される血管年齢や肥満度（BMI）、体組成の値を参考に、生活改善法についてアドバイス
6 薬剤の処方 次回の予約
自宅での３DS
次回の来院

中に血液成分のヘモグロビンがまじっているかどうかを調べることで、ごく軽微の歯肉炎があるかどうかも判断可能です。

そのうえでPMTCをおこないます。硬くなったバイオフィルムにはどんな薬も太刀打ちできないため、物理的に砕いておく処置が必要です。その後、専用のトレーをつくるために歯型をとります。

また、全身の状態を把握するために、血圧や体組成（体脂肪率や筋肉量、骨量など）も測っておきます。血圧は、からだを水平にして両手両足で測定します。これを四肢左右差血圧といい、血圧の値の差をみることで動脈硬化の進みぐあいなどを推測します。

2回目の来院時に出来上がったトレーを調整し、適切な薬剤が処方され、自宅での3DSを始めます。明らかな歯肉炎がある人、潜血反応がある人は、しばらくは抗生物質（抗菌薬）を使います。3〜5回目は、細菌検査で口内フローラの変化を確認したり、からだの状態などもみたりして、3DSの効果を確認。炎症が消えていれば、使用する薬剤は抗菌薬から殺菌消毒薬に切り替えます。食事や栄養などに関する保健指導もおこなわれます。

その後は、自宅でトレー装着を続けていきます。歯の表面の細菌は就寝中に増えやすいので、寝る前と、朝食を食べたあとの朝晩2回、歯みがきをしてから5分間ずつ、薬を内側に塗ったトレーを装着すれば除菌効果は高まります。

毎日の習慣にするとよい

しばらく3DSを続けていると、口内から悪玉菌が駆逐されていきます。3DS開始後、悪玉菌の除菌に成功していることが確認されたら、いったん3DSは終了してもかまいません。悪玉菌が排除され、デンタルプラークが善玉菌だけで構成されるようになれば、悪玉菌は簡単には歯面に付着しなくなります。

ただし、3DSでいったん除菌されても、その効果は永遠に続くわけではありません。歯周病も虫歯も感染症です。自分の口の中はきれいになっても、新たな悪玉菌が入り込んでしまうこともあります。みがき残しがあれば、再び悪玉菌の増殖が始まってしまうこともあります。定期的に唾液検査をおこない、悪玉菌がみつかったら、再び3DSを始めるという方法もありますが、中断せず、毎日の習慣として続けるのもよいでしょう。3DSを続けることで、なにか弊害があるという心配もありません。

悪玉菌がほとんどいないとわかっていれば、1日1回でかまいません。「歯みがきのあとに3DS」という習慣がつけば、細菌性の歯の病気、ひいては歯原性菌血症が生じる心配は確実に減らせます。鶴見大学では5菌種の悪玉菌（虫歯菌2種、歯周病菌3種）を除菌した後は、毎日5分間フッ素を塗布することを推奨しています。

初期費用はかかるが、ランニングコストは安い

自由診療ということで、費用面についての不安もあるでしょう。鶴見大学3DS除菌外来の場合は、PMTCや専用トレーの製作費、数回の細菌検査を含めて初期費用は6万円ほどかかります。一般の歯科医院では、必ずしも細菌検査まではしないこともあり、その分、費用は抑えられることもあります。自由診療のため費用は統一されていないので、個々の医療機関に問い合わせてください。

ただし、万単位のお金がかかるのは、基本的にはスタート時だけです。悪玉菌が減り、健全な口内フローラへの変化が確認されたあとは、必ずしも専用の薬剤を使う必要はなく、市販の洗口液を使用してもよいので、ランニングコストはそれほどかかりません。

なお、どんな薬剤や洗口液を使用したらよいかは、主治医に相談してください。殺菌を目的におこなう3DSは、できるだけ正常な組織や常在菌への影響がないように工夫されているとはいえ、歯みがきをするときに使用する歯みがき剤などとは目的が根本的に異なります。安全性にも配慮した製品選びが必要になります。

「殺菌力が強そうだから」と、入れ歯洗浄剤を使ってしまった患者さんもいます。このように独自判断にはリスクもあります。最少の負担で最大の効果を上げられる薬剤・洗口

液はなにか、医師は患者さんの口内の状態をみながら判断していきますので、ぜひその指示に従うようにしてください。

トレーがゆるくなったら新しいものに交換

3DSは、できれば家族全員で始めるとよいでしょう。とくに歯周病は、性感染症としての側面もあります。パートナーの一方だけが3DSを始めても、相手の口の中に歯周病菌がたくさんいる状態では、仲のよいカップルほど除菌に成功しにくくなります。夫婦、恋人といっしょに3DSに取り組むのがベストです。

低年齢の子どもの場合は、歯の生え変わりが頻繁に起こりますので、オーダーメイドのトレーを用意するのは実際的ではありません。一般的には、歯が生えそろってから始めるのがよいでしょう。

なお、毎日1〜2回、トレーを使用していると、徐々に変形・ゆるみが生じ、薬剤がもれ出しやすくなってきます。定期的に通院し、トレーの状態をチェックしてもらいましょう。トレーのゆるみが大きくなってきたら、新しいものにつくり替える必要があります。交換の目安は、だいたい1〜2年と考えておいてください。

歯科医院を上手に利用しながら、安全かつ効果的に3DSセラピーを進めていきましょう。

これで完璧！　歯のケア

多角的な取り組みが必要

非常に効果の高い3DSですが、初めにお伝えしたように「これだけ」で歯の病気を防ぎ、歯原性菌血症を起こさないようにできるわけではありません。やわらかなデンタルプラークは、しっかり歯みがきをしてその大半を取り除いておくことが必要です。つまり、日常的なホームケアは、歯みがきと3DSの二本立てで進めていくようにします。

ホームケアを続けていても、みがき残しは完全には防ぎきれないのが普通です。気づかぬうちにバイオフィルムができてしまうこともあります。バイオフィルムは、少しでもできてしまうと、そこからまた広がっていく性質があります。できてしまったバイオフィルムは、早めに除去しておくことが必要です。

そこで、日常的なホームケアに加え、定期的にプロの手による徹底的なクリーニング（PMTC）を受けておくことがすすめられます。定期的に歯科に通っていれば、たとえ虫歯や歯周病ができてしまっても、早期発見・早期治療が可能です。多角的な取り組みで、歯のケアは完璧なものになるでしょう。

歯のケアの取り組み方

毎日のブラッシング ＋ **毎日の3DS**

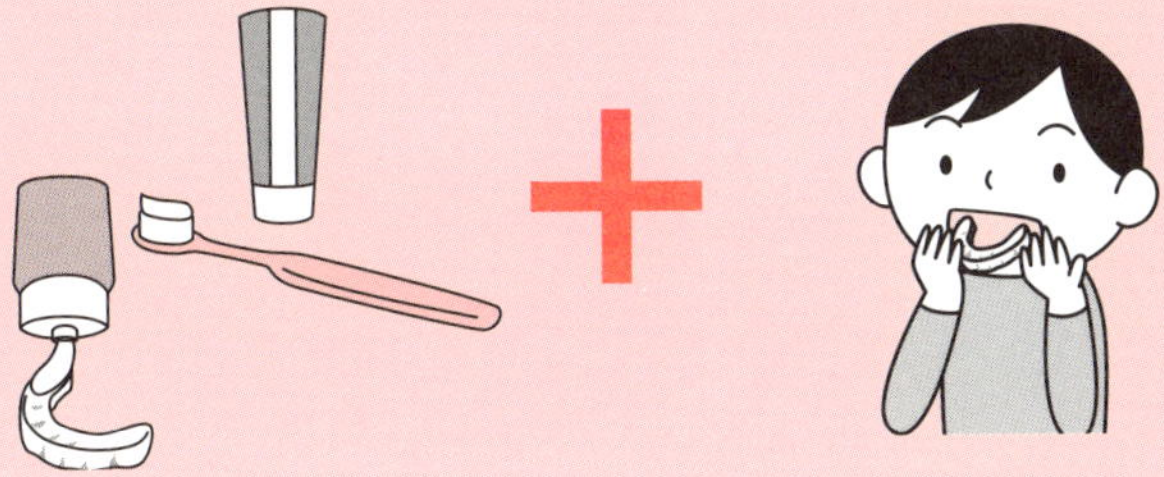

定期的なメンテナンス

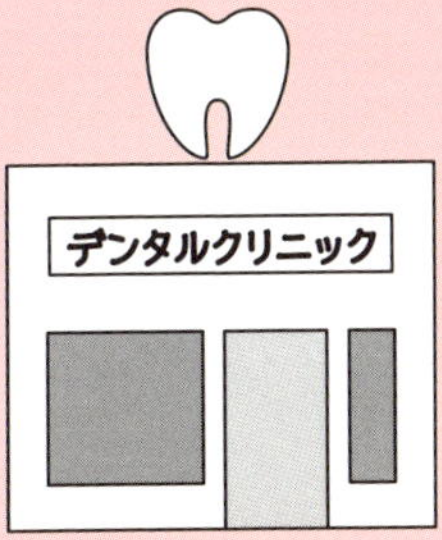

よい食生活

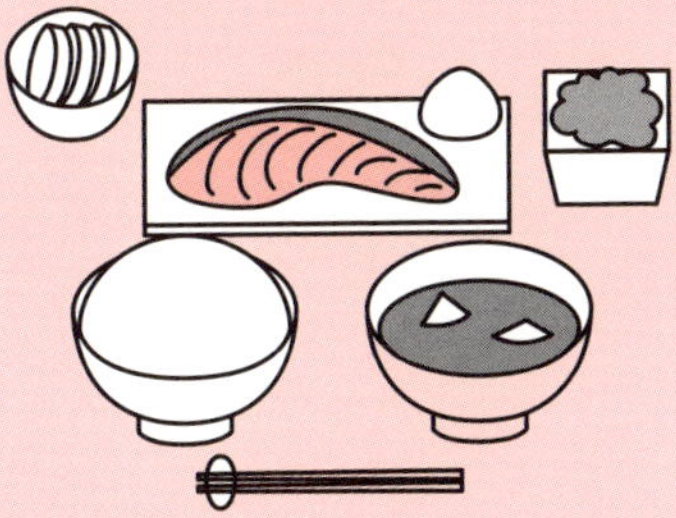

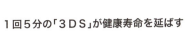

まずは正しい歯みがきから

歯の4つの側面のうち、表と裏は歯ブラシできれいにしやすいのですが、より重要なのは左右の面です。歯と歯のすき間の掃除には、歯間ブラシやデンタルフロスを使い、みがき残しをなくすことが肝心です。

また、歯だけでなく、舌の掃除もしておきましょう。舌の奥のほうは、表面が白っぽくなっているでしょう。「舌苔《ぜったい》」といい、これもまた細菌のかたまりです。

歯と違い、舌は粘膜上皮《ねんまくじょうひ》におおわれている軟組織で、粘膜上皮が剥離する際に細菌もいっしょに排除されます。ただ、頬の粘膜などとくらべ、舌の粘膜上皮は剥離の頻度が高くありません。舌には味蕾《みらい》という味覚のセンサーがあるため、簡単には剥がれ落ちないようなしくみになっているのです。そのため、うっかりすると舌にもバイオフィルムができあがってしまいます。舌の奥のほうもブラッシングしておけば、舌苔がたまるのは防げます。あまり強くゴシゴシすると味蕾を傷つけてしまうおそれがありますので、舌専用のブラシを用意して、やさしくなでるように汚れをかき取っていきましょう。

歯みがきのあとに「ながら装着」

歯みがき・舌の掃除のあとは、そう、3DSです。3DSは、トレーをパカッと口にはめておくだけ。たいした手間はかかりません。装着中、おしゃべりはできませんが、それ以外のことはなんでもできます。朝は片づけものをしたり、身支度をしたりしている間の5分間、夜はメールをチェックしながらの5分間など、「ながら装着」でよいので手間なしです。

装着後はトレーをサッと水洗いして乾かしておきます。歯の表面には細かな凹凸があり、どんどん細菌がくっついてきます。99・9％除菌しても、一晩寝るとおよそ1000倍にも増殖していますので、3DSで寝る前に叩き、起きたあとにも叩く、というのが理想です。

定期的にプロのチェックを受ける

日常的なホームケアに加え、定期的なプロフェッショナルケアを受けておけば、口内には古いデンタルプラークがたまることはありません。歯も歯ぐきも、健康な状態を保ちやすくなります。となれば、危険な歯原性菌血症も防げるわけです。

また、茶しぶやコーヒー、紅茶などによる着色汚れや、あまりすすめられる習慣ではありませんが、喫煙によるヤニの汚れもしっかり落としてもらえます。歯の見た目の美しさも長く保つことができます。多角的な歯のケアが、若々しさへの近道ともなりうるのです。

正しいホームケアの進め方

スクラッピング法

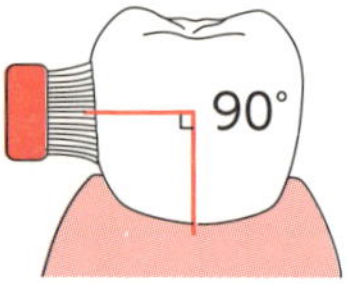

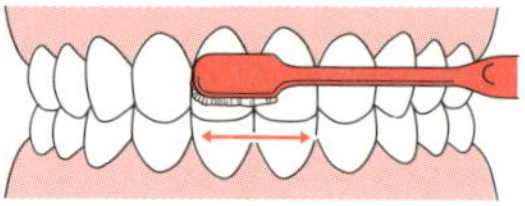

歯面の表と裏をブラッシング

歯ブラシの毛先を表面に対して直角に当てる

1～2歯ずつみがくつもりで、小刻みに歯ブラシを左右に動かす

歯の裏をみがくポイント

前歯の裏側

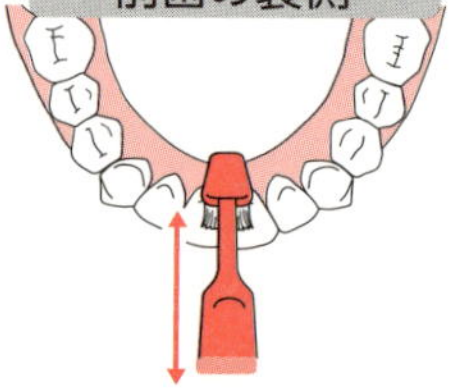

前歯の裏側は、歯ブラシを縦にしてみがく

奥歯の裏側

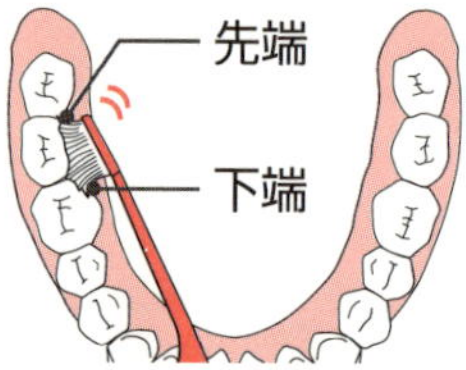

奥歯の裏側は、歯ブラシの先端や下端を当ててみがく

電動歯ブラシの使い方

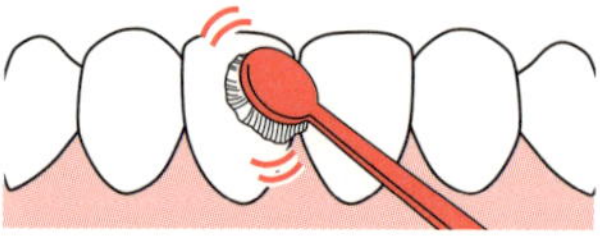

電動歯ブラシでも、ブラシを当ててプラークを落とすのは同じ

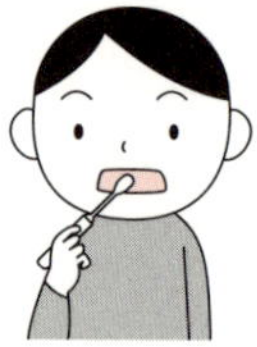

当て方が強すぎると歯肉がすり減っていく危険があるので注意

歯面の左右をきれいにする

歯間ブラシの使い方

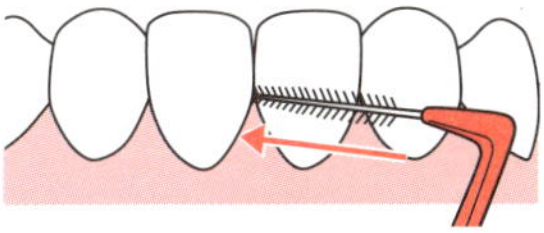

歯肉を傷つけないよう、ゆっくり歯間に入れる

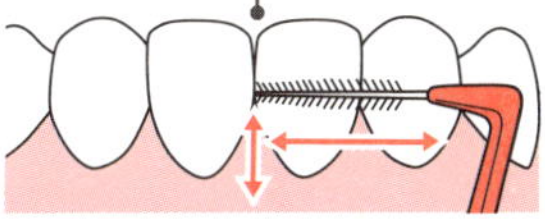

歯肉に炎症がある場合、出血することもあるが使っていくうちに、おさまる

数回往復させてプラークを除去する

フロスの使い方

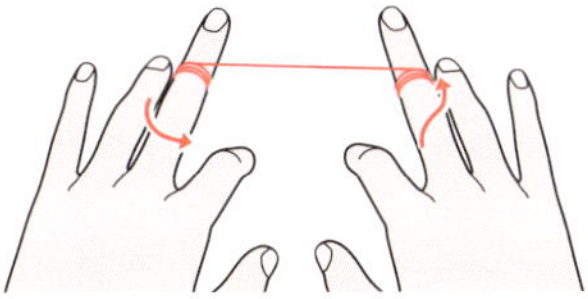

フロスを30～40㎝ぐらいの長さに切り、片方の中指に2、3回軽く巻き、残りをもう片方の中指に軽く巻く

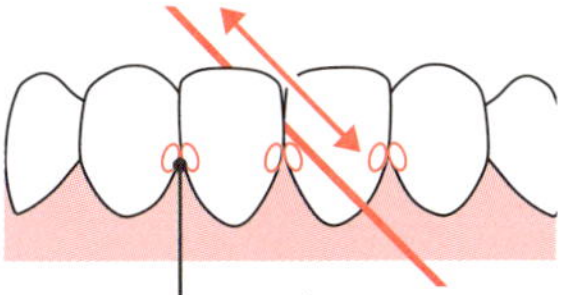

前後にゆっくり動かしながら歯のすき間に入れる

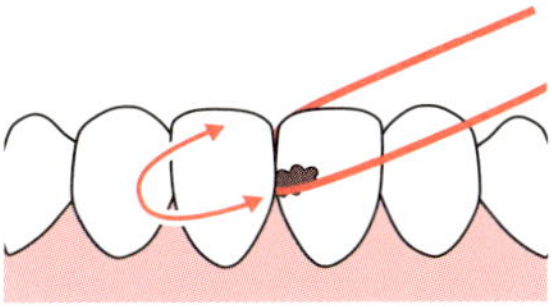

みがく側の歯にひっかけるようにして、上下に数回動かす

※1ヵ所みがくごとに一巻きずつずらし、きれいな部分を使うようにする。反対側も同様にみがく

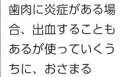

舌を掃除する

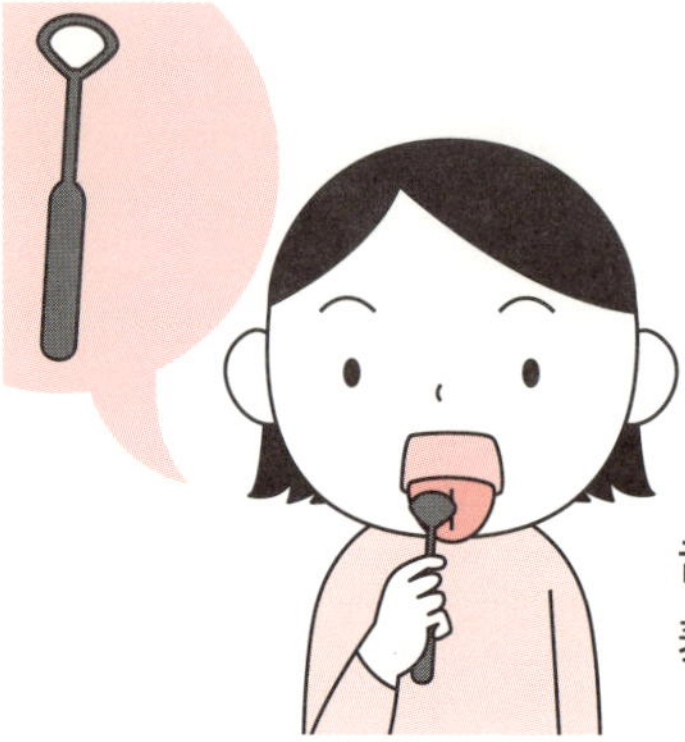

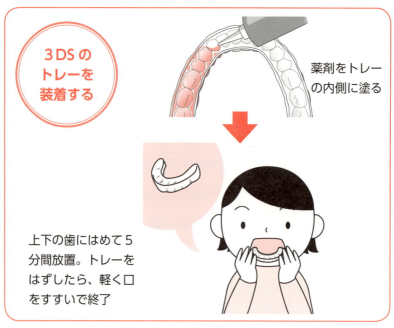

舌専用のブラシで
表面の汚れをやさ
しくかき取る

3DSのトレーを装着する

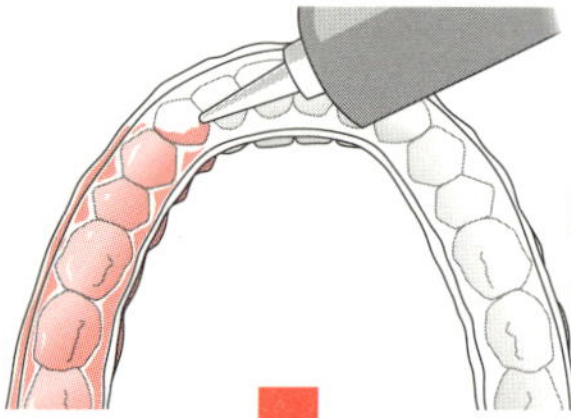

薬剤をトレー
の内側に塗る

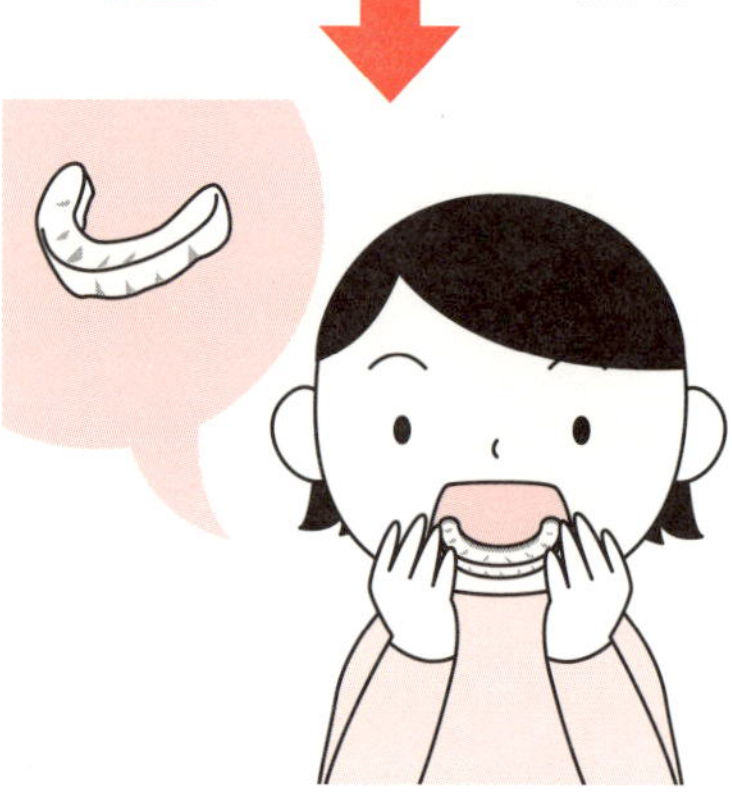

上下の歯にはめて5
分間放置。トレーを
はずしたら、軽く口
をすすいで終了

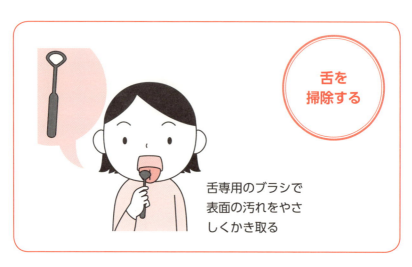

第5章

歯を守り、からだを守る暮らし方のポイント

人はなぜ病気になるのか

健全な老化と生活習慣の関係

３ＤＳを新たな生活習慣に取り入れることは、歯を守るだけでなく全身の健康を守ることにもつながります。とはいえ「不老不死の秘策」というわけでもありません。命あるかぎり、私たちのからだは必ず老化していきます。それは避けがたいことです。

ただ、同年齢の人どうしをくらべてみると、健康状態にはばらつきがあります。高齢でも元気に活動している人がいる一方で、健康寿命はとうに尽きてしまったと考えられる人もいます。その差を生み出す大きな要因のひとつが生活習慣です。

悪しき生活習慣の積み重ねは、老化を促進するだけでなく、がんや生活習慣病などの病気にもつながっていきます。その背景に「慢性炎症」があることは第3章でお話ししたとおりです。老化を予防するために「抗酸化」が重要であるといわれてきましたが、酸化を進める活性酸素を増やしてしまう慢性炎症そのものに十分な対策をとっていかなければ、十分な抗酸化は望めません。

逆に、慢性炎症を防ぐことが酸化ストレスを最小限に抑え、健康寿命を延ばす近道といえます。だからこそ口内フローラを整え、歯原性菌血症を防ぐ3DSの役割は大きいと考えられるのです。

メタボ以上に危険な低栄養

むろん、歯の病気に端を発する歯原性菌血症だけが、慢性炎症を引き起こす唯一の原因というわけではありません。

歯周病とならんで慢性炎症を引き起こすもとになりやすいとされているのは内臓脂肪です。肥大した脂肪細胞を免疫細胞（マクロファージ）が破壊する際、炎症物質が分泌されるため、内臓脂肪がたまればたまるほど慢性炎症が生じやすくなってしまうのです。おなかまわりの脂肪の多さと、高血圧、高血糖、脂質異常症を特徴とするメタボリックシンドロームの危険性は、じつは内臓脂肪がもたらす慢性炎症にあるともいえるのです。

しかし、日本人の場合、高度の肥満はさほど多くありません、とくに高齢者では、むしろやせすぎのほうが問題です。実際、日本人の高齢者を身長と体重から導き出すＢＭＩ（ボディマスインデックス：体格指数）で4つのグループに分けて比較した調査では、「細い人」のグループは明らかに生存率が低く、「少し太い人」のグループがもっとも生存率が高いという結果が示されています。つまり、高齢社会の日本では、メタボよりやせすぎをまね

体格指数（BMI）と生存率

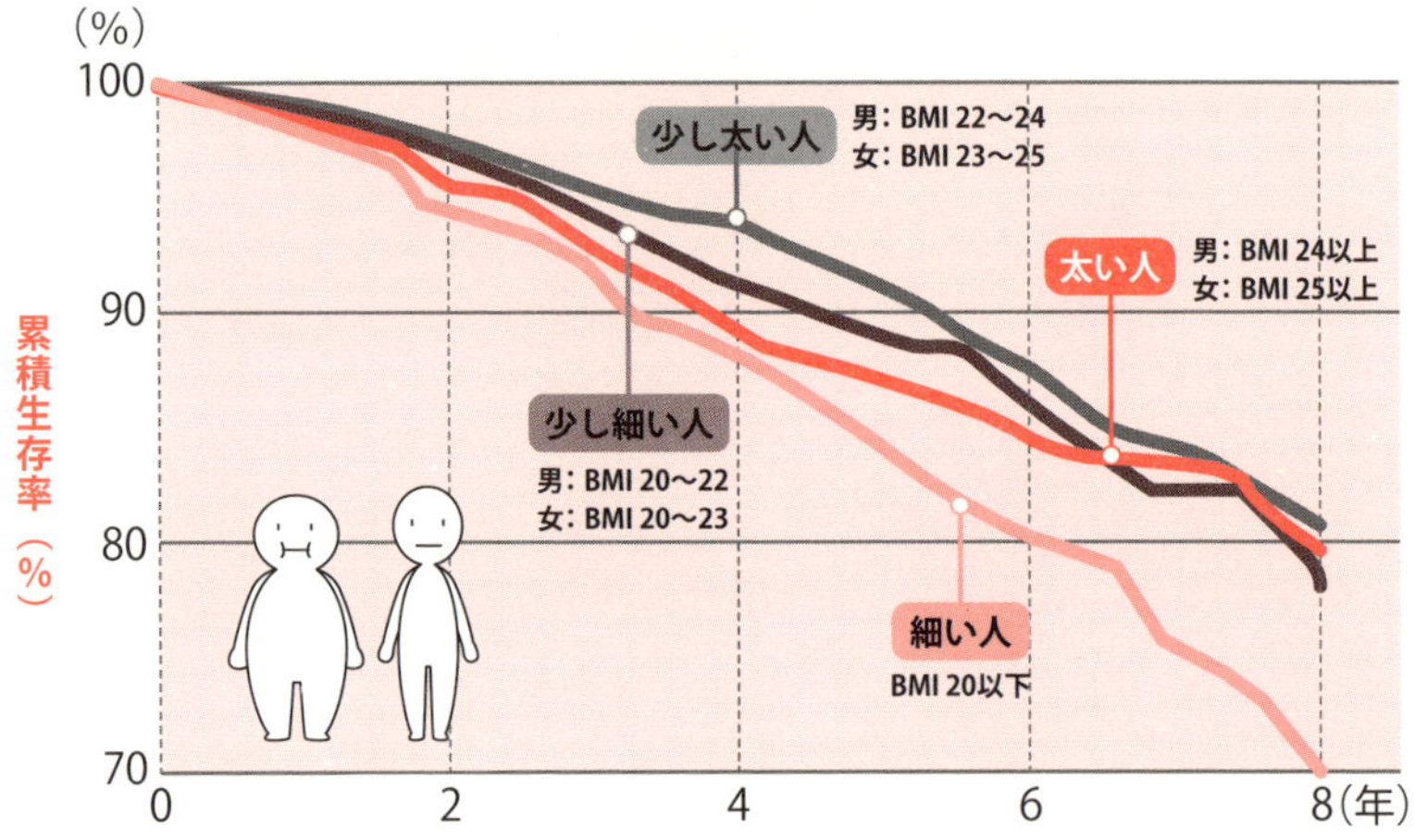

出典：新開省二，日本医事新報，4615, 71-77, 2012.

く低栄養にこそ健康寿命を縮めてしまう要因が隠されていると考えてよいでしょう。

食料不足の心配のない現代の日本で、なぜ低栄養が問題になってしまうのでしょうか？理由はいくつも考えられますが、歯の状態の悪化は低栄養の大きな要因のひとつであり、歯原性菌血症の影響がみられる全身の病気もまた、低栄養に結びつきやすいといえます。

病気を呼び込む6つのリスクファクター

生活習慣病とされる病気はさまざまで、それぞれが独立した別々の病気として扱われています。けれど、

高齢者の代表的な低栄養の要因

社会的要因	●独居 ●介護力不足・ネグレクト ●孤独感 ●貧困
精神的心理的要因	●認知機能障害 ●うつ ●誤嚥・窒息の恐怖
加齢の関与	●嗅覚、味覚障害 ●食欲低下
疾病要因	●臓器不全 ●炎症・悪性腫瘍 ●疼痛 ●義歯など口腔内の問題 ●薬物副作用 ●咀嚼・嚥下障害 ●日常生活動作障害 ●消化管の問題（下痢・便秘）
その他	●不適切な食形態の問題 ●栄養に関する誤認識 ●医療者の誤った指導

出典：葛谷雅文．低栄養，新老年医学 第 3 版，大内　尉，秋山弘子編集．東京大学出版会，東京，2010；579-90.

その源流には「生活習慣」という共通の要因があります。

病気の現れ方、進み方を川の流れに例えるとしたら、川の上流の流れを左右するのが各種の生活習慣です。上流で水かさが増え続け、濁流となって流れ出せば、あちらこちらで氾濫が起きる危険性があります。どこで堤防が決壊するか、つまりはどんな病気を発症するかは人によって違います。しかし、一度氾濫が生じたら、それを止めるのはたいへんな労力がかかるうえ、水量が減らなければ手がつけられないこともあるでしょう。発症した病気を治療していくのも同じようなものです。

氾濫が生じてからではなく、氾濫そのものが起きないようにすれば、あらゆる病気の予防につながります。そのためには、川の上流で水かさを増やすような大雨が降らないようにすればよいわけです。気象のコントロールは人間にはむずかしいものですが、「病気の川」に濁流を生じさせないようにするのは、自分自身の取り組みとしてできることです。

病気の川の上流の水かさを増す要因としては、好ましくない食習慣、運動不足、ストレス、喫煙、アルコールの過剰摂取、そして口内環境の悪化が挙げられます。厚生労働省が展開する健康づくり運動「健康日本21」でも、6つの生活習慣として「栄養」「運動」「休養」「禁煙」「節酒」「歯の健康」が示されています。喫煙の害については周知されていますが、21世紀以降の研究では、喫煙よりさらに重要なのは口内の環境ではないかと考えら

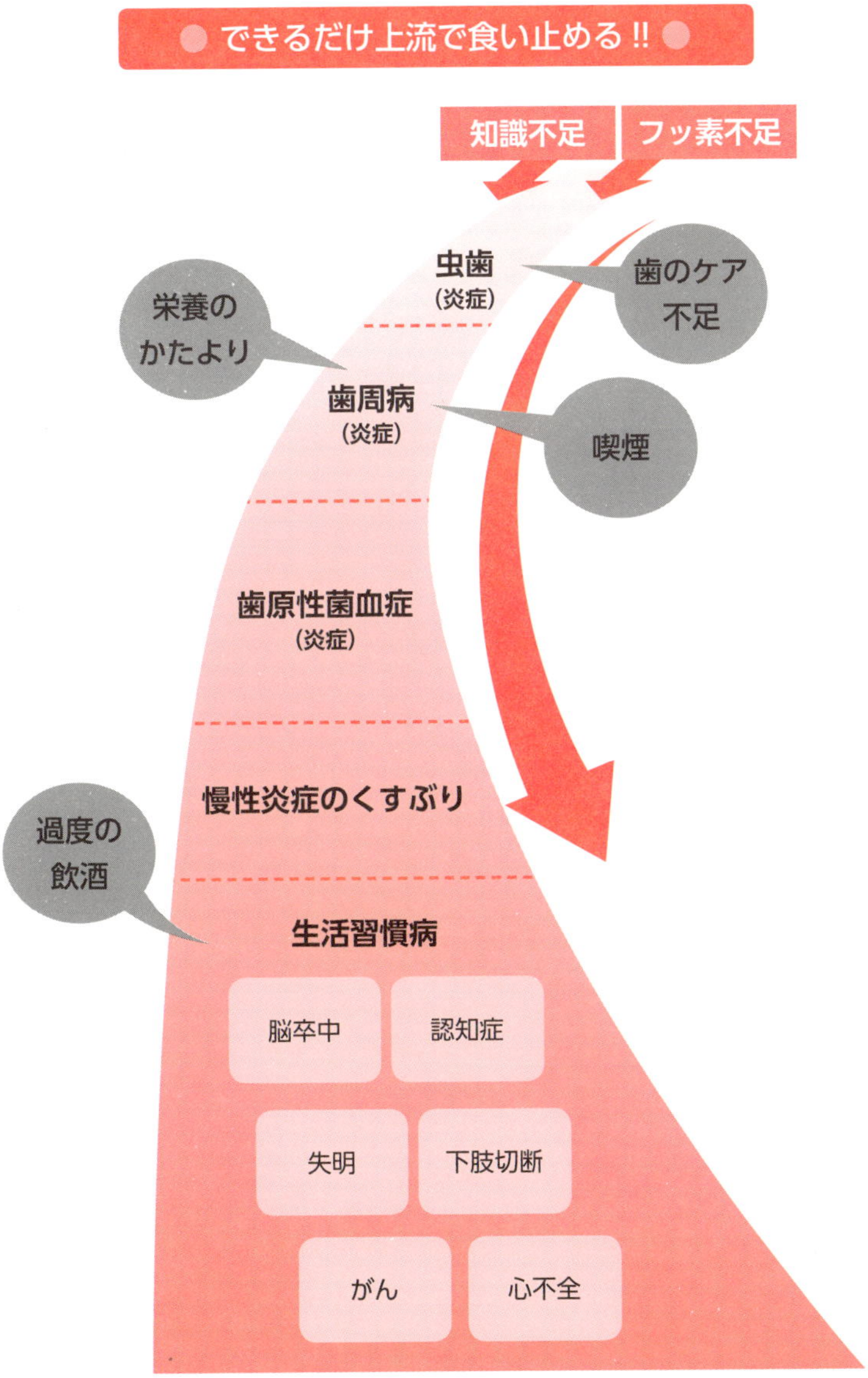
できるだけ上流で食い止める!!
知識不足
フッ素不足
虫歯
(炎症)
歯のケア
不足
栄養の
かたより
歯周病
(炎症)
喫煙
歯原性菌血症
(炎症)
慢性炎症のくすぶり
過度の
飲酒
生活習慣病
脳卒中
認知症
失明
下肢切断
がん
心不全

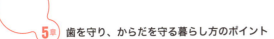

れるようになってきています。

ところが、医学の世界では、壊れた堤防の一つひとつをどう修理するかということに終始しています。たとえば糖尿病と歯周病の間に深い関係があることは、糖尿病の専門医も認めていることですが、治療法は対症療法としての投薬が中心である状況が相も変わらず続いています。

歯学と医学の分断に対処していくのは社会的な課題といえますが、つながりが明らかである以上、個人個人がそれを意識して行動していくことも大切です。そもそも生活習慣は一人ひとりの生き方そのものです。生活改善は「だれかにしてもらう」ことではなく、自分自身で取り組んでいくしかありません。「こうすればよい」とわかっていることを取り入れるかどうかは、自分しだいなのです。

生活改善のポイントは「歯のケア」

悪しき生活習慣ほど魅力的!?

「よし、生活改善に取り組もう」といっても、具体的になにをすればよいのかわからなければ、実践のしようがありませんね。

6つの生活習慣のうち、「栄養」「運動」「休養」については、しばしば「バランスよく」「適度に」というあいまいな言い方をされます。あいまいではありますが、「バランスよく、ほどほどに」という心がけはとても大切です。日常的に厳密な栄養計算に基づく食事をとり続けるのはむずかしいことですし、どれくらい運動をしたらよいか、どれくらい休めばよいかといったこともはっきり「これが正解」と示せるものでもありません。「バランスよく、ほどほどに」の中身は、意外に規定しにくいものだからです。

具体的な取り組み方としては、「好きなものはたくさん食べる・嫌いなものは食べない」といった栄養のかたよりが生じるような食べ方はしない、面倒でもからだを動かすようにする、どんなに忙しくても、どんなにしたいことがあっても睡眠時間はしっかり確保してからだを休めるなどといったことになるでしょう（「それができれば苦労しないよ」という声が聞こえてきそうですが）。

「禁煙」「節酒」は、もともと喫煙や飲酒の習慣がない人は、初めから達成できているものので、なんの苦労もありません。しかし、長年、タバコを吸ってきた人、晩酌が欠かせないという人にとっては容易には到達できないかもしれません。「今日からやめる！」と心に決めても、やめ続けるには強い意志が必要です。

いずれにしろ、悪しき生活習慣はある種の魅力があるのでしょう。だからこそ、「好ましい生活習慣」への切り替えは、なかなかに困難な場合が多いのです。

継続しやすく効果も高い「歯のケア」

そんななかで、方法論として確立されており、ある程度まではだれでも実践できているのが「歯の健康」を守るための取り組み、つまりは歯のケアです。

自分で自分の身のまわりのことができている人であれば、「歯みがきなんてしたことがない！」という人は、まずいません。いつも取り組んでいることの内容を充実させていくだけのことですから、ほかの5つの生活習慣の改善にくらべればハードルは低いのではないでしょうか。歯みがきのしかたを見直すことに加え、3DSを始めれば、「歯の健康」についてはは軽々とクリアできます。

6つの生活習慣のうち、なにがどれだけのリスク

歯のケアなら簡単!?

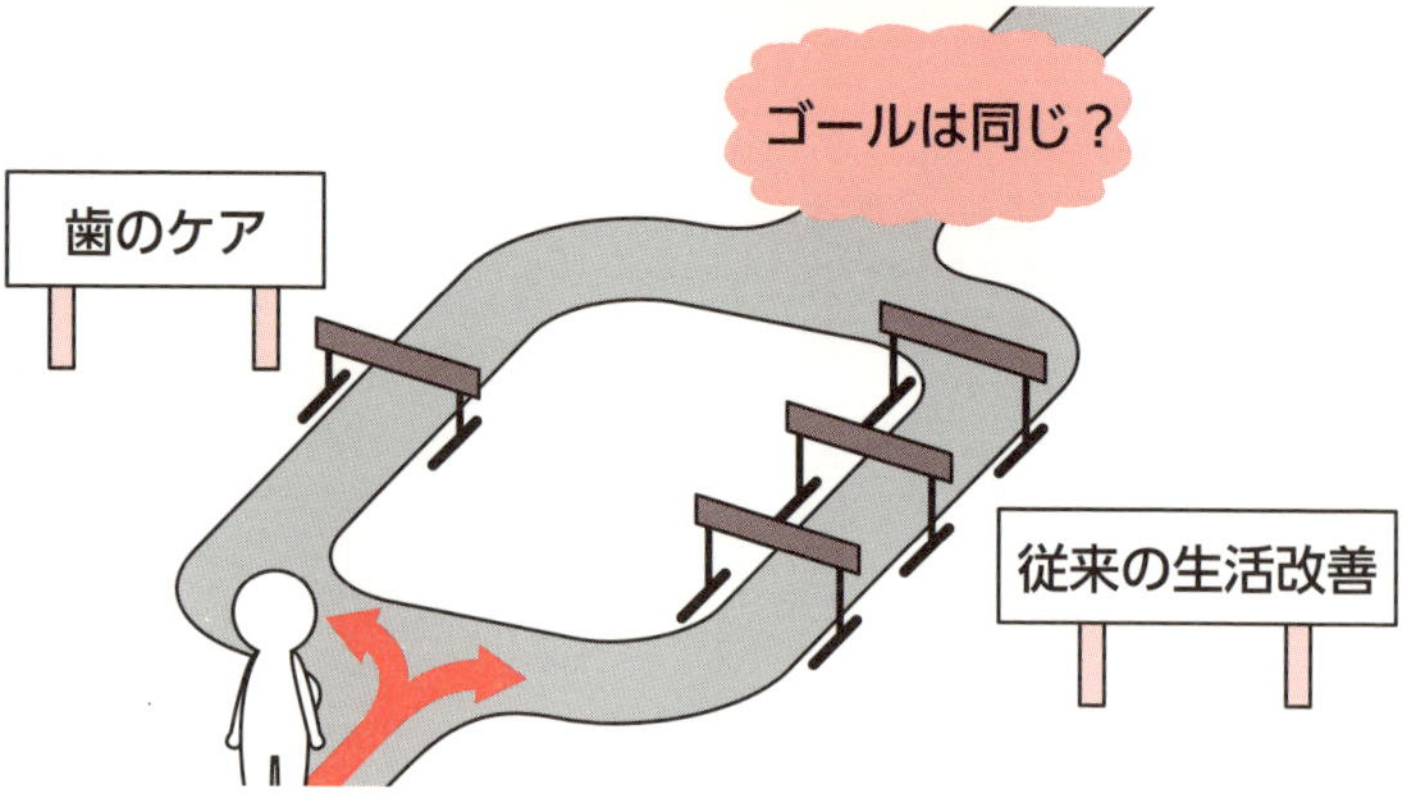

になるか、はっきりしたことはいえません。ただ、生存率のデータからみても「栄養」は非常に大きなファクターとなることは疑いようがないでしょう。しかし、コントロールしやすいという点では、「歯の健康」を守る取り組みがもっとも簡便であることもまた、疑いようがありません。

そもそも歯をきれいにして健康な歯を維持することは、「栄養」とも大きくかかわっています。歯を失ったり、歯がぐらついたりしている状態では食べられるものが限られてくるからです。

丈夫な歯がなければ「栄養」に問題が生じる

栄養については、先ほども述べたように「バランス」が非常に重要です。「多様な食品を少しずつ食べる」ということを心がけていれば、自然と栄養のバランスはとれるものです。

しかし実際には「丈夫な歯」がないと、多様な食品を食べ続けることはできません。歯が悪くなれば咀嚼しきれず、「食べられないもの」が増えていくからです。その結果どうなるかといえば、「食べやすいものから栄養をとろう」と、少数の食材ばかりを口にすることになります。あまり噛まなくても食べられるのは、おかゆやパンなどの炭水化物です。

そのため、歯の本数が減るにつれ炭水化物の摂取量が増えがちで、その他の栄養素は不足しがちになります。

左の表中には挙げられていませんが、噛まずとも食べられる食事は、ビタミンCが不足しやすいという問題もあります。繊維質の多い野菜を食べやすくするために加熱してドロドロにしていくと、熱に弱いビタミンCは壊れてしまうからです。

ビタミン類は抗酸化作用をもつ栄養素として知られています。歯周病でぐらついている歯は、ポンプ作用により容易に細菌が血管に入り込んでいきます。歯原性菌血症が慢性炎症をまねき、慢性炎症によって生じる活性酸素が酸化を進める危険性がある一方で、抗酸化作用をもつ栄養素が不足するという事態に陥るのですから、事態は悪化の一途をたどるであろうことは明らかです。

歯の健康を保つための栄養学

たんぱく質不足による低栄養はより危険

「歯の健康」を守るための近道は、3DSを含めた歯のケアをしっかりおこなっていくことですが、さらに一歩進んで、歯を守るための栄養についても考えておきましょう。

まずは栄養に関する基本的な知識をおさらいしておくと、炭水化物、たんぱく質、脂質

歯の本数と栄養摂取量の関係

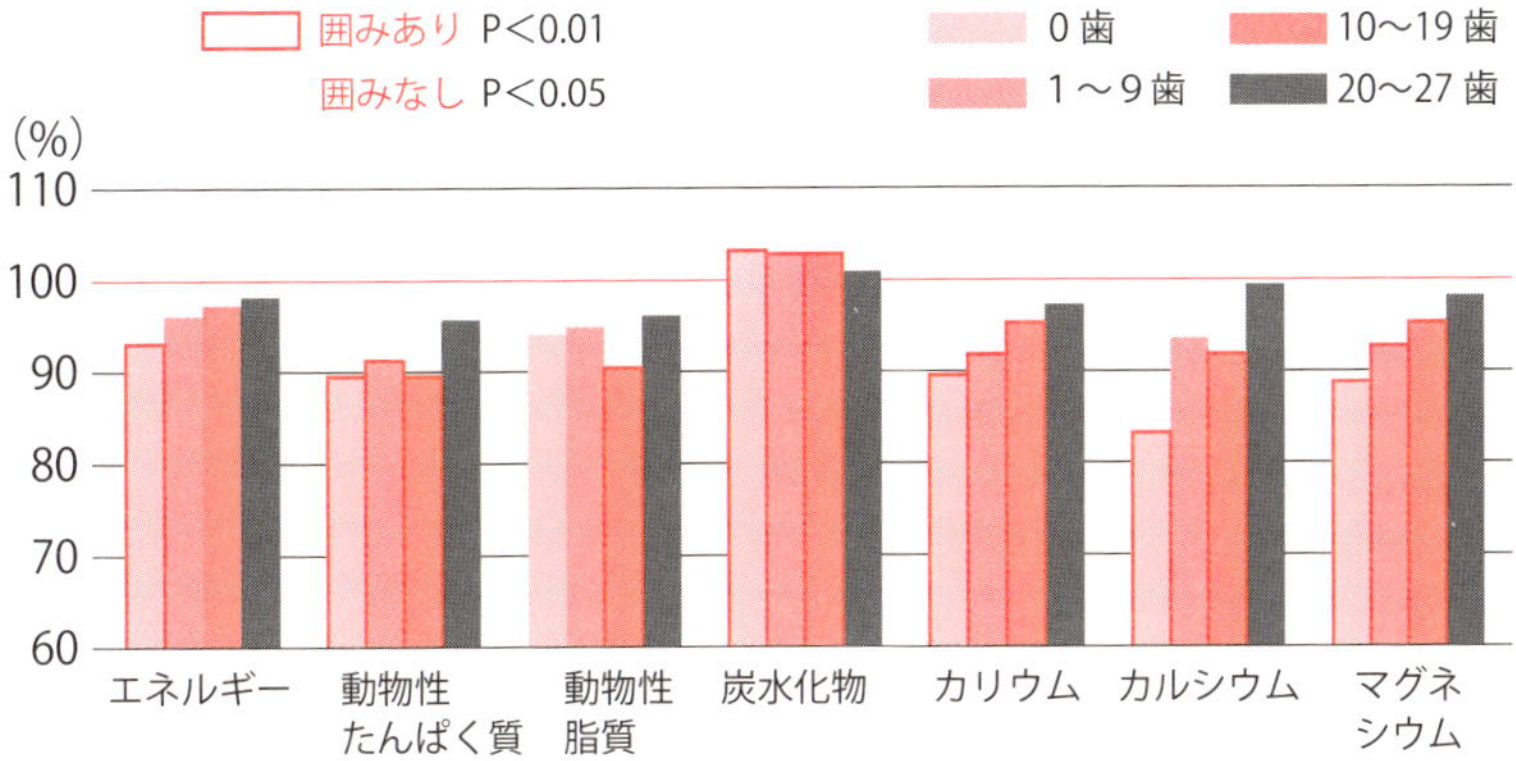

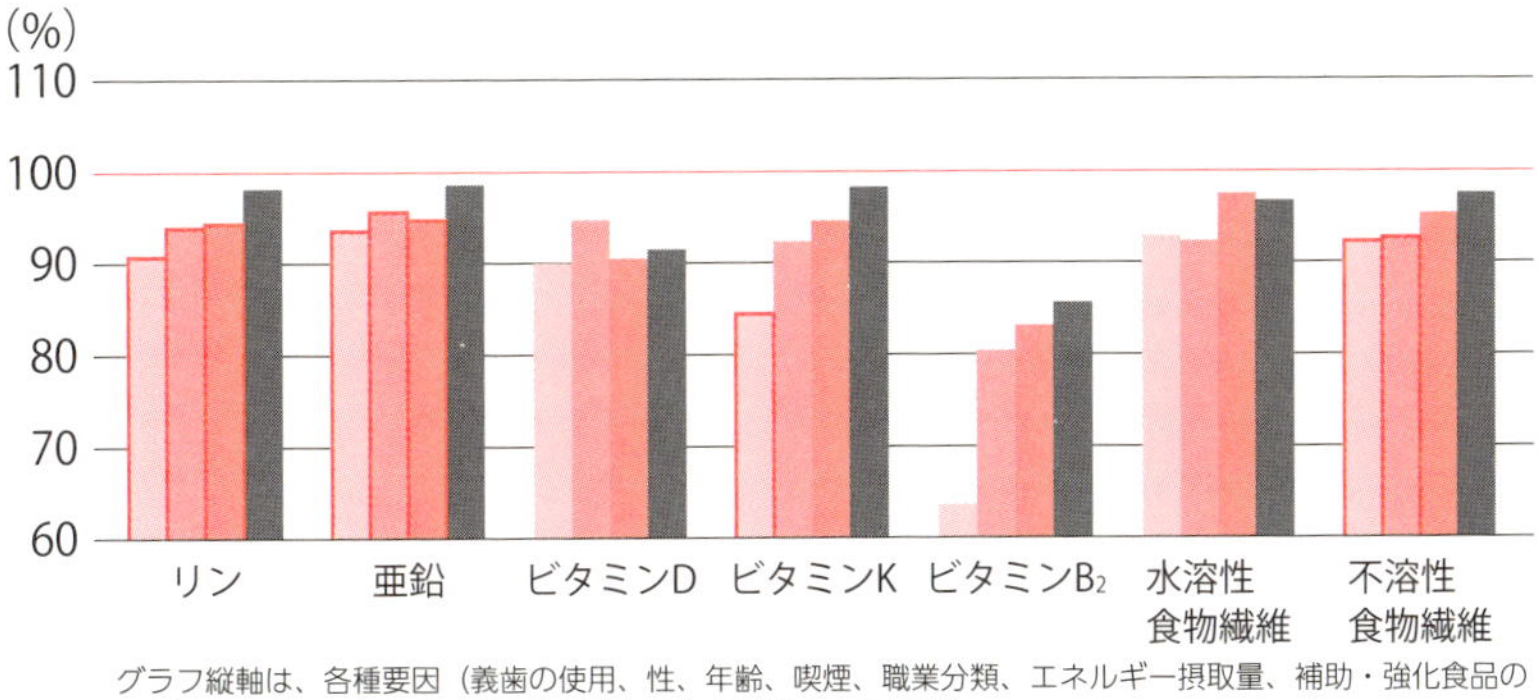

グラフ縦軸は、各種要因（義歯の使用、性、年齢、喫煙、職業分類、エネルギー摂取量、補助・強化食品の有無）を調整した平均値（「28 歯以上」群を 100%として算出）

出典：国民健康・栄養調査（H16 個票データ）による検討（国立保健医療科学院 安藤雄一先生提供）

は三大栄養素といわれます。炭水化物は主にからだを動かすエネルギー源に、たんぱく質は主にからだをつくる材料に、脂質はエネルギー源にもからだの材料にもなる栄養素です。これら三大栄養素に、ビタミン、ミネラルを加えたものが五大栄養素です。

低栄養とは、食事量が全般的に減ってエネルギー不足に陥っている状態か、たんぱく質が不足した状態を指します。

エネルギー不足による低栄養は、脳の視床下部《ししょうかぶ》というところに存在する空腹中枢《くうふくちゅうすう》を刺激し、「おなかが空いた」というサインを引き起こします。ところが、たんぱく質不足による低栄養では、はっきりしたサインは表れません。たんぱく質が足りていない場合でも、炭水化物や脂質から十分なエネルギーを得られていれば、とりあえず空腹感は満たされてしまいます。たんぱく質不足による低栄養を防ぐには、正しい知識で食べるものを選択することが必要になってきます。

たんぱく質はアミノ酸のかたまりです。アミノ酸にはさまざまな種類がありますが、このうち体内でつくりだすことのできないものを「必須アミノ酸」といいます。肉や魚といった動物性食品や、大豆・大豆製品は、必須アミノ酸をバランスよく含んでいる良質なたんぱく源となります。これらの食品をしっかり食べることが大切です。

たんぱく質が足りているかどうかは、血液中に含まれるアルブミンの量で判断されま

5大栄養素の働きと代表的な食品

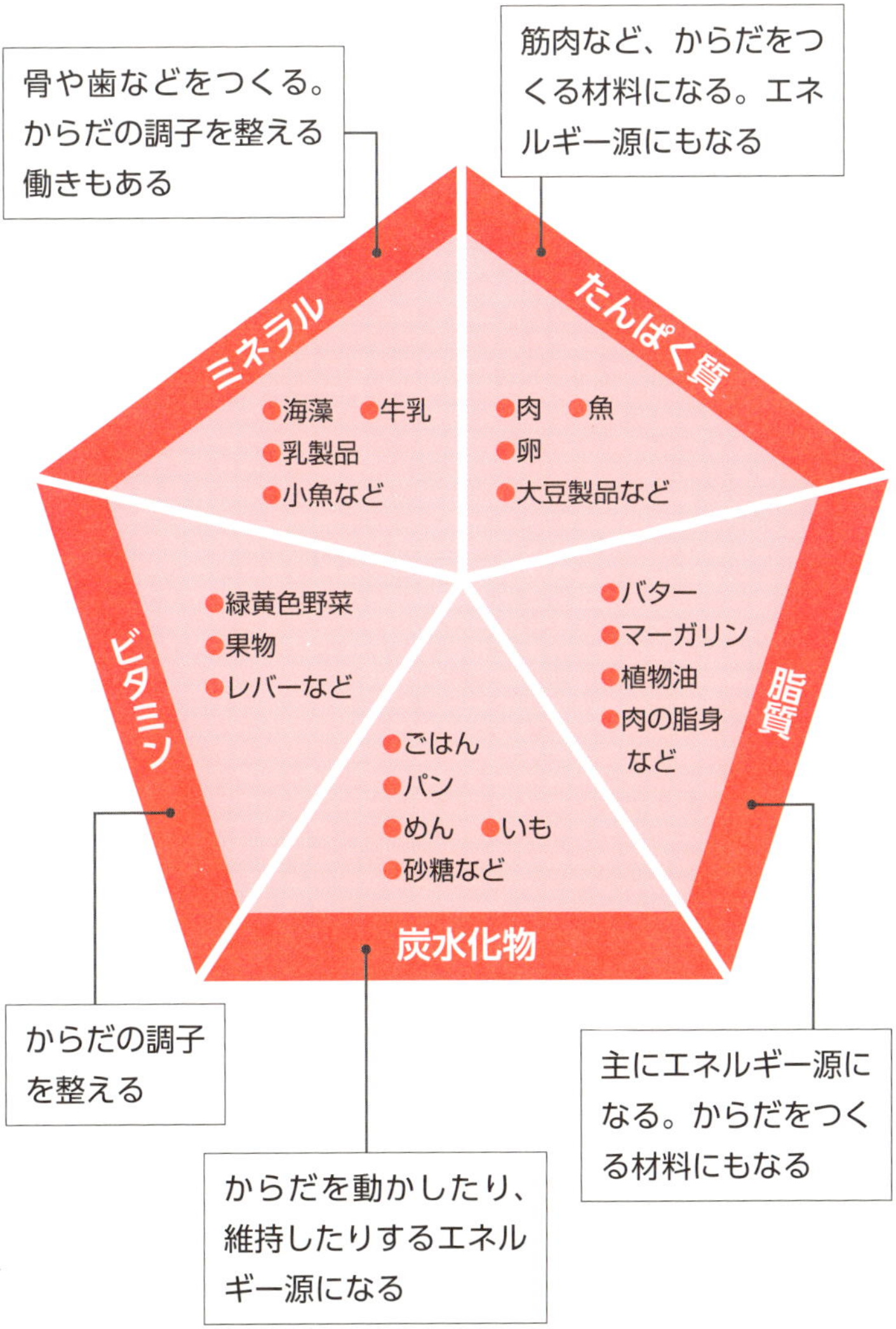

ています。

す。血清アルブミン値が3・5g／dL以下であることは、死亡率を高める危険因子とされ

歯を守るうえでも、たんぱく質は重要です。たんぱく質は唾液や体液中に含まれる免疫細胞の主成分ですから、たんぱく質不足に陥ると免疫のしくみがうまく働かなくなってしまいます。歯周病の発症や悪化、歯原性菌血症にもつながるリスクが高くなりますので、たんぱく質不足による低栄養は絶対に避けるべきことなのです。

オメガ3系の必須脂肪酸で炎症を防ぐ

「肥満のもと」などと敵視されがちな脂質も、欠くことのできない栄養成分のひとつです。ここで注目したいのは、脂質を構成する成分である脂肪酸です。脂肪酸は脳や血管などの材料として必要不可欠なものです。

とくに「オメガ3系の脂肪酸」は血管の劣化を防ぐだけでなく、炎症を抑える働きもあることがわかっています。オメガ3系の脂肪酸であるα‐リノレン酸、エイコサペンタエン酸、ドコサヘキサエン酸は、歯とからだを慢性炎症から守ってくれる成分というわけです。逆に、炎症反応を強める脂肪酸には、リノール酸を代表とする「オメガ6系の脂肪酸」があります。

オメガ3系の脂肪酸もオメガ6系の脂肪酸も、体内でつくりだすことのできない必須脂肪酸で、オメガ3系の脂肪酸：オメガ6系の脂肪酸＝1：4の割合で摂取するのが理想とされています。オメガ6系の脂肪酸は悪者というわけではなく、脂質やさまざまな生理活性物質を産み出すもとになるため、ある程度の摂取は必要です。

ただ、現代の食生活はオメガ6系の脂肪酸ばかりに偏りがちです。オメガ6系からオメガ3系へ、意識的にシフトさせていくことが必要です。オメガ3系の脂肪酸は熱に弱いため、青い背の魚をなるべく刺身でとったり、オメガ3系のオイルをドレッシングなどとして使用したりするのがよいでしょう。

必須脂肪酸の種類と代表的な食品

	オメガ3系の脂肪酸	オメガ6系の脂肪酸
主な作用	●炎症を抑える ●血栓抑制　など	●炎症を強める ●血栓促進　など
代表的な食品	アジ、サバ、 イワシなどの青背の魚、 シソ油、エゴマ油、 アマニ油　など	なたね油、べにばな油、 サラダ油、コーン油 など

歯周病の予防に抗酸化物を

歯周病は、歯周病菌の炎症刺激によって生じる活性酸素によって組織破壊が進んでいきます。歯を守るためには、酸化を防ぐための抗酸化物質を十分にとることも大切です。

体内には抗酸化酵素もあるのですが、これは年齢が高くなるにつれて少なくなっていきます。そのため、年をとればとるほど、ビタミンやミネラル、ポリフェノールといった抗酸化作用のある成分をとることが重要になっていきます。

ビタミンのなかでは、ビタミンB_2、ナイアシン、ビタミンC、葉酸、βカロテン、ビタミンE、コエンザイムQ10が活性酸素の消去に関与していることが知られています。ミネラルのなかでは、セレンや亜鉛、銅、マンガン、クロムなどの微量金属が、体内の抗酸化酵素が働くために必要な成分です。ポリフェノールは植物由来の抗酸化物質で、従来は栄養素とは考えられていなかった色素、香り、苦みなどの成分の総称です。

これらの成分は体内で合成されないため、毎日の食事で補給していく必要があります。野菜や果物、魚介類などを十分にとっていれば不足する心配はありませんが、かたよりのある食事が続くと足りないものもでてきてしまうおそれがあります。

炭水化物を控えて栄養バランスを整える

三大栄養素といわれながら、じつは食品としてとらなくても事足りる栄養素があります。それが炭水化物、正確には食物繊維を除いた糖質と糖類です。糖質を構成するブドウ糖は肝臓で合成できる成分なので、じつのところ「必ず食べなければならない」というものではないのです。

糖質を多く含む食品は、ごはんやパン、めん類などの主食などですから、これをまったくとらないようにするのは現実的ではありません。ただ、糖質ばかりとっていると、糖質以外の必要な栄養素が不足してしまう事態が起こりやすくなります。「絶対食べない」などと強く制限する必要はありませんが、糖質だけでおなかがいっぱいになるような食生活は避けたほうがよいのは確かです。

主食となる穀類には、糖質だけでなく食物繊維も含まれています。食物繊維も炭水化物に分類される成分ですが、こちらは積極的にとるほうがよいといわれています。なぜなら、食物繊維は、食事による血糖値上昇のスピードを遅くするからです。逆に、精製された穀物、要するに白米や精白された小麦粉、さらには食物繊維をまったく含まない砂糖は、血糖値を急上昇させせます。

血糖値の上がり方がなぜ重視されるのかというと、口内のｐＨの変化と逆向きの相関関係があるからです。つまり、食物繊維の含有量が少ない、あるいはまったく含まない糖質をとって血糖値が急激に上がれば、口内のｐＨは急降下し強い酸性に傾きます。酸性の状態が続くと虫歯が発生しやすくなるのは第３章でお話ししたとおりです。

血糖値の上がりやすさを示す指標にＧＩ値《ジーアイち》があります。ＧＩというのはグリセミック・インデックスの頭文字。ブドウ糖を摂取したときの血糖値上昇率を１００として、相対的に表される数値です。ＧＩ値が70以上の食品は「高ＧＩ食品」、56〜69なら「中ＧＩ食品」、55以下なら「低ＧＩ食品」とされています。同じ米でも精製した白米は高ＧＩ食品、玄米は中ＧＩ食品に相当します。主食を白米から玄米にかえる、白米のままなら主菜、副菜から意識的に食物繊維をとるといった心がけが必要でしょう。

砂糖はＧＩ値１００の高ＧＩ食品ですから、なるべく口にしないのが歯の健康のためには重要です。砂糖のかたまりのような飴類を一日に何個もなめ続けることがどれだけ歯に負担をかけることになるかも、容易に想像できますね。

糖質のとりすぎは慢性炎症を悪化させる

糖質のとりすぎや、ダラダラと甘いものを口にし続けることは、歯の状態の悪化・歯原

血糖値の変化と口内の酸性度の変化のイメージ

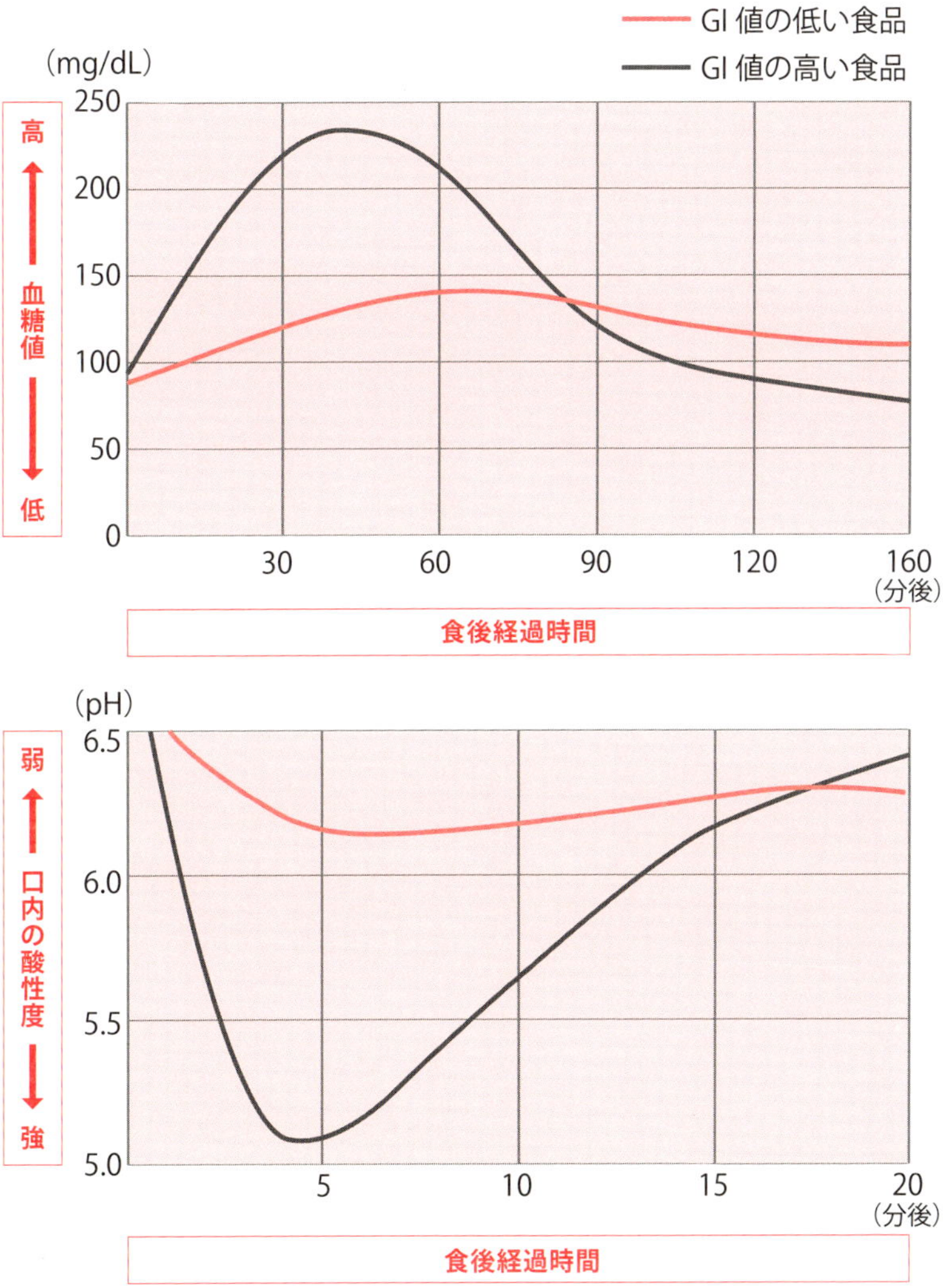

性菌血症が生じやすくなるという意味で大きな問題ですが、血糖値が高い状態そのものが、慢性炎症の危険性を高める点も知っておきたいところです。

高血糖の状態が長く続くと、からだの細胞を構成するたんぱく質が糖と結びつく「糖化」という反応が起きやすくなります。糖化によってうまれるAGE《エージーイー》という生成物は「終末糖化産物」といわれます。これがたまっていくと、たんぱく質は本来の働きを阻害され、細胞の機能が低下していくと考えられています。

さらに、このAGEは炎症を促進させる役割をもつことも知られています。糖尿病の合併症や動脈硬化、アルツハイマー型認知症などとの関連が指摘されている物質でもあるのです。つまり、過剰な糖は「菌血症」というルートからも「高血糖」というルートからも、健康寿命を阻害していくリスクを高めてしまうのです。

糖質のとりすぎについては、日本だけでなく世界中で懸念されているところです。近年、WHO(世界保健機関)も、砂糖などの糖類は1日に摂取するエネルギーの5%未満に抑えるべきという指針を発表しています。

この指針にしたがうと、平均的な成人では砂糖に換算した場合、1日25g、小さじ5杯強までということになります。砂糖そのものなら「そんなにとっていないから大丈夫」と思う人も多いでしょう。しかし、ソースやケチャップ、ドレッシングなど、「甘いもの」

とはかけ離れたように思われる調味料などでさえ、かなりの甘味料が使われています。クッキーやケーキなどの菓子類、清涼飲料水などにはふんだんに砂糖が使われています。清涼飲料水の場合、製品にもよりますが一般的には５００mLあたり30～40ｇほどの砂糖が含まれているとされていますので、ペットボトル1本分で1日の基準値を軽くオーバーしてしまうことも多いのです。

「多様性」が好ましい栄養バランスをもたらす

理想的な栄養バランスを保つのは、なんてむずかしいことだろうと思われたかもしれませんが、決して面倒なことをおすすめしているわけではありません。なにか持病があり、食事制限を必要としている人でなければ、「主食とおやつ、甘い飲みものは控えめにしよう。しっかりおかずを食べよう」という程度の心がけで十分です。そのためには「丈夫な歯」を保つことが必要であることは、先にもお話ししたとおりです。

「歯が悪いから、やわらかいものしか食べられない」という場合には、マルチビタミンなどのサプリメントに頼らざるをえないこともあるでしょう。しかし、あらゆる栄養素は、不足することの問題と同時に、とりすぎによる問題もかかえています。サプリメントなどのかたちで大量に摂取する状態が続けば、ほかの栄養素とのバランスが崩れる「とりすぎの弊害」が生まれやすくなってしまいます。

「今は健康な状態である」という人は、ふだんの食生活のなかで、多様な食品をとることを心がけておくことが大切です。

歯とからだを守る

歯に負担をかけるストレスは運動と休養で解消

6つの生活習慣のうち、「歯の健康」と「栄養」についてみてきましたが、残りの4つ、「運動」「休養」「禁煙」「節酒」についても、「歯の健康」とのかかわりを中心に改善方法を考えておきましょう。

「運動」「休養」と歯の状態は、直接的には関係しません。しかし、まったく無関係とはいえません。運動不足、休養が足りない状態が続けば、からだには負担がかかります。血管の老化をすすめてしまうことにもなります。歯もからだの一部ですから、影響がないわけがありません。さらに、歯原性菌血症とともに全身の状態を悪化させていく「悪い仲間」でもあるわけです。

ストレス対策という点からも、運動・休養が足りない状態が続くのは好ましくありません。過度のストレスは歯の状態を悪化させてしまうおそれがあります。ストレスを強く感じているときには、からだの働きを調節している自律神経の働きに乱れが生じます。歯との関連でいえば、唾液の分泌量が少なくなり、細菌がよりいっそう歯に付着しやすくなります。免疫の働きが乱れることで、悪玉菌への抵抗力も落ちてしまいます。

さらに、物理的な影響があることも見逃せません。ストレスが強いときには、無意識のうちに歯をくいしばったり、就寝中に歯ぎしりをくり返したりしやすくなります。その圧力はかなり大きいものであることが多く、歯が欠けてしまったり、歯槽骨を強く圧迫して破壊を進めてしまったりすることすらあります。歯が欠けた隙間は細菌の絶好の棲家になりますので、歯の病気の発症・悪化にもつながりやすくなります。

日々のストレスは自分なりのリラックス法を見つけて解消を心がけましょう。「軽くからだを動かすようにする」「決まった時間に寝るようにする」といった、運動・休養にかかわる生活習慣の改善は有効な手段といえるでしょう。「やけ食い」「やけ酒」に走るより、歯にも全身にも好ましいリラックス法です。

禁煙・節酒でさわやかな息に

「禁煙」「節酒」の目標についてはどうでしょう？　喫煙、飲酒の習慣がある人にとって目標達成はなかなか困難なことかもしれませんが、「なにが問題か」だけは認識しておきましょう。

タバコの煙の中には多くの化学物質が含まれています。ニコチンをはじめ、人体に有害であることがわかっている物質だけでも約２００種類にのぼります。タバコを吸うと、これらの物質や一酸化炭素が、肺からだけではなく口内の粘膜からも吸収され、毛細血管を収縮させて血流量を減らしてしまいます。ヘビースモーカーは歯ぐきの色がくすんでいることが多いでしょう。これは歯肉の血流が日常的に悪くなっているためです。

血液中に含まれる免疫細胞の動きが悪くなるので、歯周病菌が増殖しやすくなります。唾液の分泌が減ったり、歯ぐきをつくる細胞の新陳代謝が悪くなって歯周ポケットが深くなりやすくもなります。歯周病が発生・悪化しやすい素地をつくってしまうのです。ところが、血流の悪さゆえに歯周病の初期に生じる出血が起こりにくく、発症に気づきにくいということも起きてきます。気づいたときにはかなりの程度まで進行し、歯がぐらつき始めているということにもなりかねません。

生活改善の取り組み方

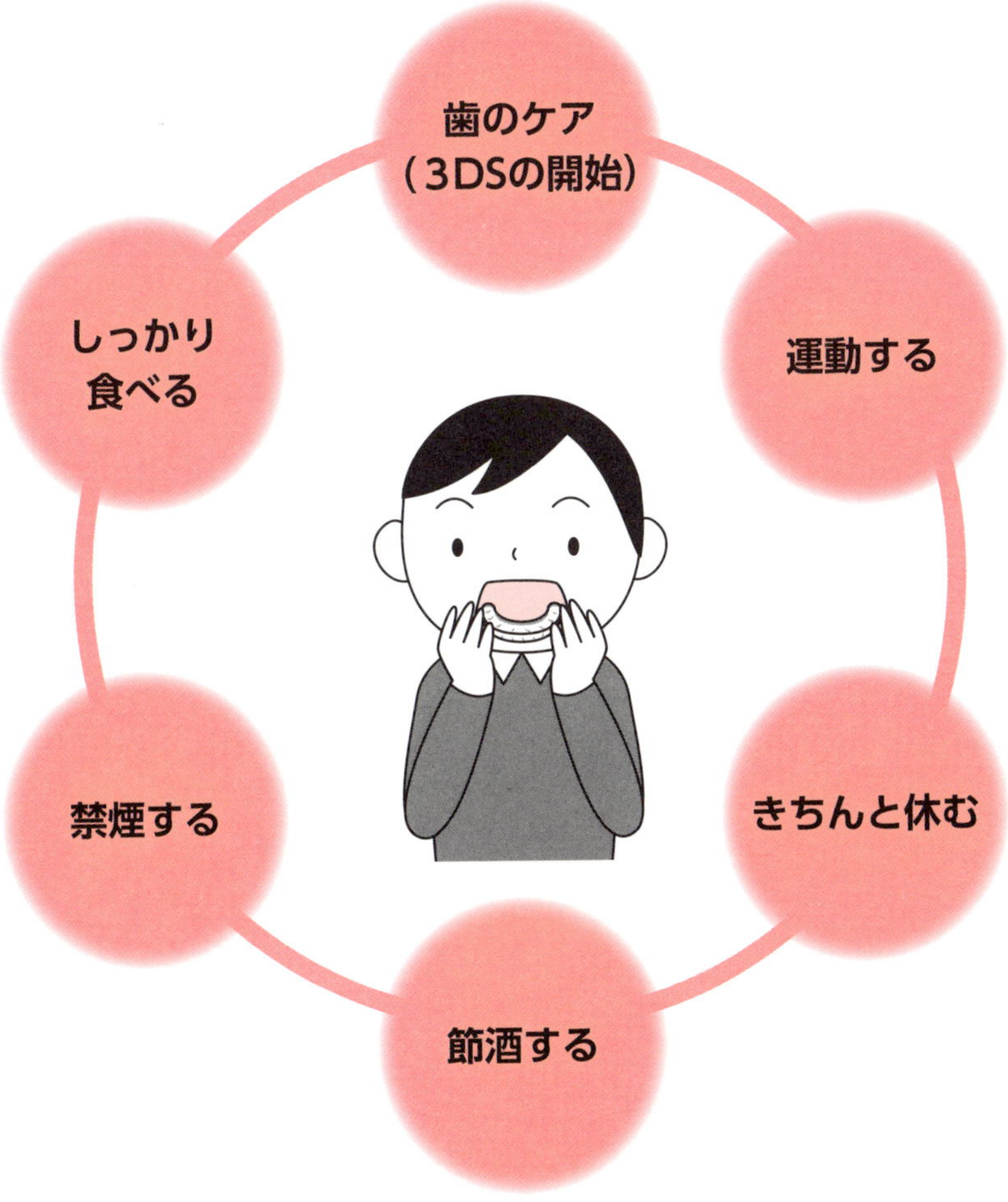

できることから始めよう！

「禁煙しなければ……」という気持ちになってきましたか？　そのような気持ちが少しでも芽生えたら、ぜひ禁煙にチャレンジしてみてください。

飲酒については、歯の状態を直接悪化させることはありません。ただし、アルコールは炭水化物にカウントされるので飲酒量が増えれば栄養バランスを乱しやすくなります。酔った状態では歯のケアがおろそかになりやすいということもあります。ほどほどの「節酒」を心がけたほうがよいのは間違いないでしょう。

やはり取り組みやすい！「歯のケア」

さて、こうしてみてくると、やはり「歯のケア」の実践のしやすさが際立つように思いませんか？　からだの病気に対して、食事療法や運動療法は医療を提供する側も、患者さんの側も関心の高いところですが、きちんと実践できている人ばかりではありません。むしろ、指導内容を守れる人のほうが少ないのが実情でしょう。そうでなければ、平均寿命は延びても健康寿命がそれに追いつかず、差が広がるばかりという事態は起こるわけがありません。

「こうあるべき」という理想論をふりかざしても、理想どおりの行動ができる人ばかりではないのです。しかし、「歯みがきのあとの３ＤＳ」なら、かなりハードルが低いのではないでしょうか。

3DSセラピーの実践で、定期的に通える「かかりつけ歯科医」をもつことは、健康長寿を実現するための伴走者を得ることでもあります。歯のケアを続けるとともに、「筋力を維持するために歩こう」「バイオリズムを維持するために決まった時間に寝るようにしよう」といったシンプルな取り組みが、多くの病気を予防することにつながります。簡単そうではありますが、だれかの支えがないとなかなか継続しにくいものです。

自宅での3DSとともに、定期的なプロフェッショナルケアを受け、その際に、毎日の生活のしかたをふりかえり、励ましとアドバイスをもらう——そのような人が増えていけば、健康寿命はどんどん延びていくでしょう。

みなさん一人ひとりが、「歯のケア」を中心にした生活改善をはかっていくことで、「幸せな長寿社会」がみえてくるのではないでしょうか。

最後にもう一度、私がお伝えしたかったことを、まとめてお話ししておきたいと思います。

思い返していただきたいのは、第2章で紹介したスイスのベルン大学での原始的な生活の再現実験の結果と、第3章で取り上げたアメリカ、ドイツの大学での歯みがきをしない実験の結果です。これらからわかるのは、原始的な生活をしていれば歯のトラブルは起こらないということ、一方で、現代人にとっての「ふつうの生活」を送っていれば、歯周病や歯周病に端を発する歯原性菌血症が容易に起きてしまうということの2点です。

現代人にとってのふつうの生活とは、「おいしいものを食べられる生活」と言い換えてもよいでしょう。

健康のために「ふつうの生活」「おいしいもの」を捨てられるでしょうか？　それは、なかなかむずかしいのが現実でしょう。私自身、原始的な生活がベストだとは思えませんし、それをみなさんにおすすめするつもりもありません。

けれど、現代人が直面する歯原性菌血症の問題を放置しておくわけにはいきません。おいしいものを楽しみながら、長寿を全うする——そのために有効な手段となるのが歯のケアであり、3DSなのです。

現代人がかかえる問題点が明かされ、それを解決する方法も用意されています。実践するのはみなさん自身です。一人でも多くの人が、3DSセラピーを始めてくれることを願っています。

参考文献

◉『白米が健康寿命を縮める
最新の医学研究でわかった口内細菌の恐怖』
花田信弘著（光文社）

◉『歯原性菌血症を防ぐ 3DS セラピーガイドブック』
花田信弘監修／浦口昌秀・武内博朗著（デンタルダイヤモンド社）

◉『最新 3DS 環境 う蝕ステージ ペリオステージ』
花田信弘監修／武内博朗・早川浩生著（デンタルダイヤモンド社）

◉『ウルトラ図解　歯周病』
渡辺久監修（法研）

◉花田信弘「歯を守る栄養学と全身の健康
−世界保健機関（WHO）の紀要から−」
ヘルスサイエンス・ヘルスケア Volume 13，No.2（2013）

装丁・本文デザイン　HOPBOX
図解・デザイン　HOPBOX
イラスト　岡田真一
酒井由香里（HOPBOX）
編集協力　オフィス 201

■著者
花田 信弘（はなだ・のぶひろ）
鶴見大学歯学部探索歯学講座教授
1953年福岡県生まれ。福岡県立九州歯科大学歯学部卒業、同大学院修了。米国ノースウェスタン大学博士研究員、九州歯科大学講師、岩手医科大学助教授、国立感染症研究所部長、九州大学教授(厚生労働省併任)、国立保健医療科学院部長を経て、2008年より鶴見大学教授。この間、健康日本21計画策定委員、新健康フロンティア戦略賢人会議専門委員、内閣府消費者委員会委員、日本歯科医学会学術研究委員会委員長を務める。現在、日本歯科大学、明海大学、東京理科大学の客員教授、長崎大学、新潟大学、東京医科歯科大学の非常勤講師、NEDO評価委員を併任している。『白米が健康寿命を縮める』(光文社新書)『歯科発 アクティブライフプロモーション21』（デンタルダイヤモンド社）など書籍執筆多数。

歯周病が寿命を縮める

平成29年5月26日　第1刷発行

著　　者　花田信弘
発 行 者　東島俊一
発 行 所　株式会社 法 研
〒104-8104　東京都中央区銀座1-10-1
販売 03(3562)7671 ／編集 03(3562)7674
http://www.sociohealth.co.jp

印刷・製本　研友社印刷株式会社

0102

SOCIO HEALTH
小社は㈱法研を核に「SOCIO HEALTH GROUP」を構成し、相互のネットワークにより、〝社会保障及び健康に関する情報の社会的価値創造〟を事業領域としています。その一環としての小社の出版事業にご注目ください。

©Nobuhiro Hanada 2017 printed in Japan
ISBN978-4-86513-382-0 C0077　定価はカバーに表示してあります。
乱丁本・落丁本は小社出版事業課あてにお送りください。
送料小社負担にてお取り替えいたします。

JCOPY〈(社)出版者著作権管理機構 委託出版物〉
本書の無断複製は著作権法上での例外を除き禁じられています。複製される場合は、そのつど事前に、(社) 出版者著作権管理機構 (電話 03-3513-6969、FAX 03-3513-6979、e-mail: info@jcopy.or.jp) の許諾を得てください。